Das Urinsediment

Josefine Neuendorf

Das Urinsediment

Mikroskopie, Präanalytik, Auswertung und Befundung

3. Auflage

Mit 296 Abbildungen

Mit einem Geleitwort von Prof. Dr. Kribben

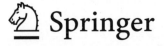 Springer

Josefine Neuendorf
Wiesloch, Deutschland

Zusatzmaterial zum Buch finden Sie auf
http://extras.springer.com unter ISBN 978-3-662-57934-3

Weitere Informationen sind verfügbar unter: www.neuendorf-labordiagnostik.de

Bei Anregungen und Fragen erreichen Sie mich unter: info@neuendorf-labordiagnostik.de

ISBN 978-3-662-57934-3   ISBN 978-3-662-57935-0 (eBook)
https://doi.org/10.1007/978-3-662-57935-0

Die Deutsche Nationalbibliothek verzeichnet diese Publikation in der Deutschen Nationalbibliografie;
detaillierte bibliografische Daten sind im Internet über http://dnb.d-nb.de abrufbar.

Springer

Umschlaggestaltung: deblik Berlin
Fotografien: © J. Neuendorf, aufgenommen mit Moticam 2010–2018
Schematische Zeichnungen der Urinsedimentbestandteile und sonstige Abbildungen
von © J. Neuendorf 2012–2018
Fotonachweis Umschlag: © Josefine Neuendorf

Springer ist ein Imprint der eingetragenen Gesellschaft Springer-Verlag GmbH, DE und ist ein Teil von
Springer Nature
Die Anschrift der Gesellschaft ist: Heidelberger Platz 3, 14197 Berlin, Germany

Geleitwort zur 3. Auflage

Seit fast 2000 Jahren ist die Untersuchung des Urins von besonderer Bedeutung zur Erkennung von Krankheiten. Das Uringlas, die sogenannte Matula war sogar Statussymbol der Ärzte im Mittelalter. Durch Automatisierung der Labordiagnostik und Einführung von Harnstreifentests ist heute ein erheblicher Teil der Urindiagnostik standardisiert möglich. Bei der Analyse des Urinsediments ist der erfahrene Befundende jedoch der automatisierten Urinsedimentanalytik weit überlegen.

Frau Neuendorf stellt in dem vorliegenden Buch alle notwendigen Informationen von der Uringewinnung über die Präanalytik und Auswertung bis zur Befundung des Urinsediments anschaulich dar. Dabei überzeugt die Darstellung aller dieser Untersuchungsschritte zur aussagekräftigen Diagnostik mit Hilfe des Urinsediments durch die leicht verständliche Darstellung der Grundlagen einerseits und durch detaillierte Erläuterungen der Differenzierung morphologischer Details andererseits. Insbesondere bei der anschaulichen Darstellung der Urinsediment-Bestandteile mittels hochauflösenden Urinsediment-Bildern hat das Buch in der vorliegenden 3. Auflage erheblich dazu gewonnen.

Bei der Differenzialdiagnostik insbesondere der akuten Nierenkrankheiten, kann eine gut durchgeführte Analyse des Urinsediments einen wertvollen Beitrag bei der zügigen Abwägung der Argumente für die verschiedenen Differenzialdiagnosen leisten. Die Indikationsstellung für eine Nierenbiopsie oder die Entscheidung für einen sofortigen Therapiebeginn kann durch regelgerecht erhobene und korrekt interpretierte Ergebnisse der Untersuchung des Urinsediments unterstützt werden.

Das Urinsediment wird aber auch in Prüfungen abgefragt. So soll nach Lernzielkatalog des Instituts für medizinische und pharmazeutische Prüfungsfragen (IMPP) der Hintergrund für die Durchführung eines Urinsediments bekannt sein. Insbesondere die Differenzierung der glomerulären von der nicht-glomerulären Erythrozyturie ist dabei ein wichtiges Prüfungsthema, das durch das Erkennen von Akanthozyten auf Bildern des Urinsediments geprüft wird. Und in der Musterweiterbildungsordnung werden Erfahrungen und Fertigkeiten der Durchführung und Befunderstellung zur mikroskopischen Untersuchung des Urinsediments einschließlich der Phasenkontrastmikroskopie gefordert. All das wird in dem vorliegenden Buch anschaulich erläutert.

Somit ist dieses Buch „Das Urinsediment" eine wertvolle Hilfe in der täglichen Praxis, aber auch im Studium und in der Weiterbildung.

Prof. Dr. med. Andreas Kribben
Präsident der Deutschen Gesellschaft für Nephrologie (DGfN)
Direktor der Klinik für Nephrologie Universitätsklinikum Essen

Geleitwort zur 1. Auflage

Die Betrachtung und Prüfung des Urins hat eine jahrtausendealte Tradition, die als Uroskopie oder Harnschau bereits in Mesopotamien und im alten Ägypten praktiziert und später durch Galen von Pergamon in seiner Säftelehre perfektioniert wurde. Bis weit in das frühe Mittelalter hinein blieb sie das wichtigste diagnostische Mittel im Bereich der Humoralpathologie.

Einiges, was bereits in der Frühzeit praktiziert wurde, behauptete seinen Platz auch in der modernen Medizin: Im Rahmen der klassischen Harnschau wurde der erste Morgenurin in einem durchsichtigen, kolbenförmigen Glasgefäß, genannt Matula, aufgefangen und auf Konsistenz, Farbe und Beimengungen untersucht. Wegen der von den mittelalterlichen Ärzten für fast alle Krankheiten als „unfehlbare diagnostische Methode" angesehenen Harnschau erhob man seinerzeit dieses Uringlas zum Standessymbol der Ärzteschaft. Im weiteren Verlauf bereicherten immer mehr chemische Nachweisverfahren die Uroskopie, aber erst im 20. Jahrhundert wurde die lichtmikroskopische Untersuchung eingeführt.

In der heutigen modernen Schulmedizin wird der Urin zum Harnsediment aufbereitet, um seine festen Bestandteile, wie z. B. Zellen oder Kristalle, mittels modernster Mikroskopie zu beurteilen.

Mit Frau Neuendorf als Dozentin bieten wir seit einigen Jahren mit großem Erfolg Urinsedimentdiagnostik-Seminare für Nephrologen an. Wir haben es ihr zu verdanken, dass die Kunst der Beurteilung des Harnsediments im vorliegenden Buch weiterlebt – vollständig beschrieben und unterstützt durch wunderbares Bildmaterial. Ohne Zweifel wird dieses Werk eine unverzichtbare Hilfe für jeden in der Nierenheilkunde Tätigen sein.

Dr. med. Martina Fliser
Fachärztin für Laboratoriumsmedizin, Leiterin Bereich Nephrologie
Labor Dr. Limbach & Kollegen, Heidelberg

Vorwort zur 3. Auflage

Auch die 2. Auflage meines Buches „Das Urinsediment" wurde positiv aufgenommen, sodass nach kurzer Zeit diese 3. erweiterte Auflage erstellt werden konnte.

Fundierte Kenntnisse der Hellfeld- und Phasenkontrast-Technik sind für das Mikrokopieren – trotz fortschreitender Automatisierung der Urinsedimentanalyse – unerlässlich. Die in diesem Lehrbuch vermittelten Kenntnisse und Praktiken sind Voraussetzung für die qualifizierte Differenzierung der Urinsedimentbestandteile.

Die vorliegende Auflage zeichnet sich durch eine noch systematischere **Gegenüberstellung von Hellfeld- und Phasenkontrastfotografien** aus: Das Phasenkontrastbild ermöglicht die erheblich verbesserte Darstellung besonders strukturarmer morphologischer Details. Die Vorzüge des **Hellfeldbildes** werden bei der mikroskopischen Differenzierung von Farbe und Strukturverdichtungen genutzt. Beide Mikroskopier-Techniken müssen bei der sicheren Differenzierung beherrscht werden und parallel zum Einsatz kommen.

Die aktuelle Auflage verfügt über **zusätzliches Bildmaterial** und **inhaltliche Ergänzungen** bestehender Themen; **Kapitel 10 und Kapitel 11** wurden **vollständig neugestaltet**.

Neu aufgenommene Inhalte sind:
- Darstellung ungefärbter **Decoy-Zellen**
- Darstellung von **Hefepilz-Zellkernen**
- Darstellung von **Bakterienzylindern**
- Darstellung von **Enterobius vermicularis Eiern**
- **Übersichten von Urinzylindern und Urinkristallen**
- Unterscheidung **Pseudoharnwegsinfekt** und Harnwegsinfekt
- Einführung in die mikroskopische **Urinsedimentauswertung mittels schematischer Darstellungen**
- **Hämaturie** – laboranalytische Abklärung bei Diskrepanzen zwischen chemischer Urinteststreifen- und mikroskopischer Urinsedimentanalyse

Die erstmalige **Integration von Kurzvideos** ermöglicht die detailgetreue Darstellung morphologischer Besonderheiten auch in unterschiedlichen mikroskopischen Ebenen. Mittels der in einige Abbildungen eingefügten QR-Codes können verlinkte Videos unverzüglich abgespielt werden.

Intensiver Gedankenaustausch und verlässliche Absprachen sind Voraussetzung für die Gestaltung eines hochwertigen Buches. Deshalb gilt mein besonderer **Dank** Frau Dr. Sabine Höschele und Frau Ina Conrad (Springer-Verlag) und Frau Baumann (Fotosatz-Service Köhler GmbH).

Josefine Neuendorf
März 2019

Vorwort zur 2. Auflage

Die positive Aufnahme der 1. Auflage meines Buches »Das Urinsediment« ermöglicht bereits nach kurzer Zeit eine 2. Auflage.

In dieser nun vorliegenden erweiterten Fassung konnte auf folgende zusätzliche Inhalte eingegangen werden:
- schematische und fotografische Übersicht der Urinsedimentbestandteile;
- tabellarische Übersicht der Normalwertbereiche in Abhängigkeit von Okularvergrößerung und Sehfeldzahl;
- Zusammenfassung morphologischer Kriterien alter Zellen bzw. Epithelien;
- Hinweis auf Urolithiasis und Auflistung verschiedener Harnsteinarten;
- Fotografien von Calciumphosphatkristallen;
- Gegenüberstellung gefärbter und ungefärbter Trichomonaden;
- Fotografien von Schistosoma-haematobium-Eiern;
- Abbildungen von Bakteriurien mit Fäkalienbeimengungen;
- Vergleich verschiedener Erythrozytenansammlungen;
- Fotografien von Hämoglobinzylindern;
- Erweiterung des Kapitels »Auswertung und Befundung«.

Inzwischen ist im Springer-Verlag auch der Begleitband »Das Urinsediment-Arbeitsbuch« erschienen, in dem anhand zahlreicher mikroskopischer Bilder das Erlernte vertieft und überprüft werden kann. Die beiden Werke stellen aus meiner Sicht eine sinnvolle wechselseitige Ergänzung dar.

Ich danke dem Springer-Verlag, vertreten durch Daniel Quiñones, und der Lektorin Thalia Andronis sowie der Fotosatz-Service Köhler GmbH für die erneute sehr gute Zusammenarbeit.

Ich hoffe, dass auch die 2. Auflage meines Buches positiv aufgenommen wird und einen Beitrag zur Qualitätsverbesserung im Bereich der Urinsedimentdiagnostik leistet.

Josefine Neuendorf
Januar 2015

Vorwort zur 1. Auflage

Die Vorteile der Urindiagnostik sind eindeutig:
- einfach zu gewinnendes Untersuchungsmaterial,
- schnelle Diagnostik,
- schnelle Resultate,
- hohe differenzialdiagnostische Aussagekraft,
- preiswerte Diagnostik.

Die medizinischen Erkenntnisse haben in puncto Urinsedimentdiagnostik zugenommen, jedoch integrieren wir unser aktuelles Wissen nur unzureichend in die heutige Diagnostik. Wir müssen wieder präziser werden. Das mikroskopisch Gesehene kann differenzierter erkannt und folglich besser interpretiert werden. Allgemeinaussagen wie »das Urinsediment enthält Epithelien und/oder Erythrozyten« sind nicht zielführend. Wir müssen den charakteristischen morphologischen Merkmalen eines Urinsedimentbestandteils Rechnung tragen und diese auch entsprechend zuordnen und benennen. Nur so kann ein fundierter Urinsedimentbefund mit dem Hinweis auf ein renales oder postrenales Krankheitsgeschehen formuliert werden.

Zentrales Anliegen des Buches ist die Wiederaufwertung der Urinsedimentdiagnostik mit einer zeitgemäßen Benennung und einer differenzialdiagnostischen Bewertung der Urinsedimentbestandteile. Ferner werden detaillierte Anleitungen für die exakte Verarbeitung des Urins zum Urinsediment gegeben.

Die vermittelten Kenntnisse über Mikroskopiertechniken, Wartung und Pflege des Mikroskops sind entscheidend für ein ermüdungsfreies Arbeiten und erleichtern die morphologische Bestimmung der Zellbestandteile. Alle hier genannten Aspekte der korrekten Verarbeitung des Urins garantieren reproduzierbare Ergebnisse.

Sich autodidaktisch die Zellmorphologie anzueignen, ist sehr schwierig und zeitintensiv, da es sich bei den zu mikroskopierenden Präparaten um frische Nativpräparate handelt, die nicht fixiert und damit nicht archiviert werden können.

Benötigt werden somit präzise Fotografien der Urinsedimentbestandteile, um das mikroskopisch Gesehene leichter vergleichen und zuordnen zu können. Aus diesem Grund enthält das Buch eine Vielzahl an Digitalfotografien aus der Hellfeld- und parallel dazu aus der Phasenkontrastmikroskopie. Weiterhin können anhand vieler Beispiele Auswertung und Befundung des mikroskopischen Bildes geübt werden.

In meiner Seminartätigkeit erfahre ich zum Thema Urindiagnostik einen sehr großen Informationsbedarf bei Nephrologen, Urologen, Gynäkologen, Medizinstudenten, medizinisch-technischen Laborassistenten und medizinischem Fachpersonal. Die äußerst positive Resonanz der Seminarteilnehmer veranlasste mich dazu, die wesentlichen Inhalte in Buchform zusammenzufassen.

Josefine Neuendorf
Heidelberg 2013

Danksagung

Besonders danke ich meiner Familie. Ohne ihr Verständnis und ihre Unterstützung hätte ich niemals die Zeit und die Ruhe gefunden, dieses Werk zum Abschluss zu bringen.

Für fachliche Anregungen danke ich Herrn Dr. Norbert Günther, Herrn Werner Kietzmann, Frau Sarah Müller und Herrn Prof. Dr. Rüdiger Waldherr.

Mein besonderer Dank gilt Frau Margit Schmude (Nephrologisches Routinelabor der Universitätsmedizin Mainz). Aufgrund ihrer jahrelangen Erfahrungen war unser fachlicher Austausch für mich von großem Wert.

Über die Autorin

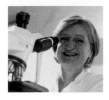 **Josefine Neuendorf**
MTLA, Dozentin für medizinische Labordiagnostik, hält Vorträge und gibt
praktische Seminare für Ärzte, MTLAs und medizinisches Fachpersonal und
lehrt an der Akademie für Gesundheitsberufe Heidelberg des Universitäts-
klinikums Heidelberg.

Inhaltsverzeichnis

Teil 1

Teil 2

Teil 4

Abkürzungen

aGsfd	alle (beurteilten) Gesichtsfelder
Akantho	Akanthozyten
Bakt	Bakterien
BakterienZyl	Bakterienzylinder
Ca-Oxa	Calciumoxalate
dysEc	dysmorphe Erythrozyten
EcZyl	Erythrozytenzylinder
EpithZyl	Nierenepithel- oder Epithelzylinder
Erdalkaliph	amorphe Erdalkaliphosphate
eumEc	eumorphe Erythrozyten
Fettközl	Fettkörnchenzellen
FettközlZyl	Fettkörnchenzellzylinder
FettZyl	Fettzylinder
granZyl	granulierter Zylinder
Gsfd	Gesichtsfeld
Hefezel	Hefezellen
Hellfeld	Hellfeldmikroskopie
HWI	Harnwegsinfekt
hyalZyl	hyaliner Zylinder
Lc	Leukozyten
LcZyl	Leukozytenzylinder
NW	Normalwert
Phako	Phasenkontrastmikroskopie
Plepi	Plattenepithelien
POD	Peroxidase
tiefe Urothz	tiefe Urothelzellen
Tripelphos	Tripelphosphate
Übergangsepi	Übergangsepithel
WachsZyl	Wachszylinder

Teil 1

Mikroskop

© Springer-Verlag GmbH Deutschland, ein Teil von Springer Nature 2019
J. Neuendorf, *Das Urinsediment*
https://doi.org/10.1007/978-3-662-57935-0_1

1.1   Mikroskopaufbau

◘ Abb. 1.1 und ◘ Abb. 1.2 zeigen die Vergrößerungsberechnung und den Aufbau eines Mikroskops.

1.2   Reinigung und Pflege des Mikroskops

– Erschütterungen sollten bei eingeschalteter Beleuchtung vermieden werden, da die Lampe darauf sehr empfindlich reagiert.
– Schützen Sie das Mikroskop vor Staubeinwirkung z. B. durch eine Staubschutzhülle/Plastikhülle und durch Verschließen von Öffnungen, in die Staub eindringen kann (Okulare sollten

> Vergrößerung berechnet sich:
>
> 10er-Okular • 40er-Objektiv = 400er-Vergrößerung
>
> 8er-Okular • 40er-Objektiv = 320er-Vergrößerung

◘ **Abb. 1.1** Berechnung der Vergrößerung

immer eingesteckt sein). Am Objektivrevolver müssen alle Plätze entweder mit einem Objektiv oder mit einer Staubschutz-Kunststoffkappe besetzt sein (◘ Abb. 1.3).
– Entfernen Sie Staub von Objektiven und Okularen durch Abblasen oder Abtupfen mit einem sehr feinen Mikrofasertuch und anschließendes Reinigen mit einem hochwertigen Papierzupf-

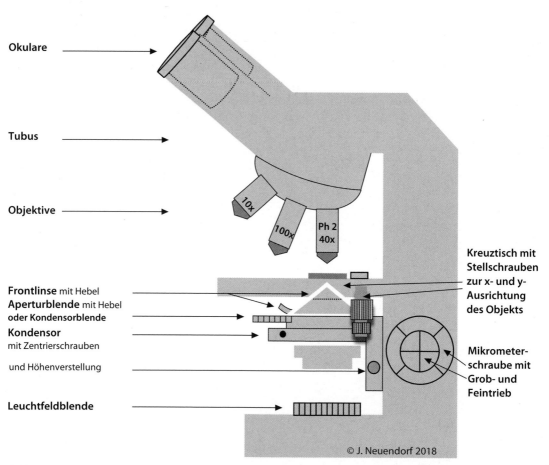

© J. Neuendorf 2018

◘ **Abb. 1.2** Mikroskopaufbau

tuch (bitte keine Tupfer, Leinenlappen, Watte-stäbchen oder Brillenputztücher benutzen), das in Spüllösung oder Glasreinigerlösung getränkt wird. Ein Papierzupftuch nie trocken verwenden.

— Eine gute Reinigungslösung für alle optischen Glasflächen und das Stativ besteht aus einem Gemisch aus 1 l Glasreiniger und 20–30 ml geruchslosem Brennspiritus.

— Es empfiehlt sich, zur Reinigung der Glas-linsen eine bestimmte Technik anzuwenden (◘ Abb. 1.4). Immer nur in einer Kreisbe-wegung über die Glaslinse wischen, andern-falls würde sich der Schmutz am Glaslinsen-rand sammeln. Keine Wattestäbchen benutzen, weil man damit wieder alles verwischt. Immer nur die nach außen zeigenden Glasflächen reinigen. Nur einem Fachmann obliegt es, innenliegende Glasoberflächen fachgerecht zu reinigen.

— Zur besseren und gründlichen Reinigung der äußeren Glasfläche der Objektivlinse kann das Objektiv auch von Zeit zu Zeit vom Mikroskop abgeschraubt werden.

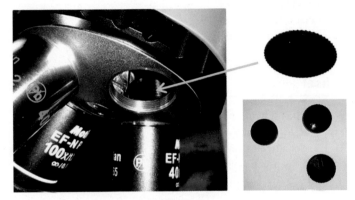

Falls am Objektivrevolver ein Objektiv fehlen sollte, muss die Halterung mit einer Staubschutz-Kunststoffkappe verschlossen werden!

◘ **Abb. 1.3** Objektivrevolver ohne Mikroskop-Staubschutz-Kunststoffkappe, verschiedene Kunststoffkappen

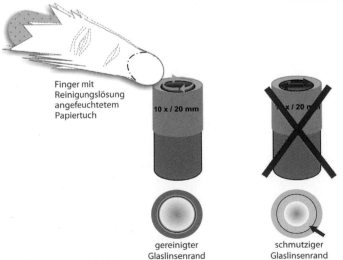

Finger mit Reinigungslösung angefeuchtetem Papiertuch

10 x / 20 mm

gereinigter Glaslinsenrand

schmutziger Glaslinsenrand

◘ **Abb. 1.4** Reinigung der Glaslinsen, Beispiel Okular

1

— Ölen Sie auf keinen Fall die präzisen Füh-
rungen, die Triebbewegungen, Schrauben oder
beweglichen Teile.

1.3   Wartung des Mikroskops

— Je nach Benutzung muss das Mikroskop in
regelmäßigen Abständen vom Fachmann
gewartet werden. Dabei wird es auf Funktions-
tüchtigkeit, Sauberkeit, Verharzung etc. überprüft.
— 1-mal jährlich ist eine Überprüfung des Strom-
kabels sowie aller elektrischen Einrichtungen
durch einen Fachbetrieb vom Gesetzgeber
vorgeschrieben. Nach Prüfung wird vom Elek-
triker eine Plakette auf das Mikroskop geklebt.

1.4   Lampenwechsel

— Beim Auswechseln der Mikroskoplampe ist darauf zu achten, dass die Halogenlampe auf
keinen Fall mit den Händen angefasst wird.
— Es muss ein fusselfreies Leinentuch verwendet
werden.

Köhlern des Mikroskops

© Springer-Verlag GmbH Deutschland, ein Teil von Springer Nature 2019
J. Neuendorf, *Das Urinsediment*
https://doi.org/10.1007/978-3-662-57935-0_2

2

2.1   Das Köhlern oder die Justierung des Mikroskops (■ Abb. 2.1)

(1)
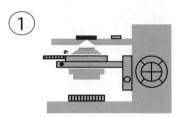

Objektträger oder Köhlerpräparat
auflegen.

(2)
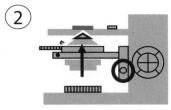

Frontlinse (falls vorhanden) in
den Strahlengang drehen.
Kondensor nach oben drehen.

(3)
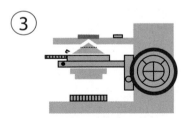

Mit dem 10er-Objektiv die
mikroskopische Ebene des Objektträgers scharf stellen.

(4)
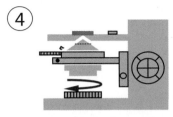

Unter Beobachtung Leuchtfeldblende ganz schließen. Auf
dunklem Hintergrund wird ein
heller Kreis (oder Sechseck) mit
unscharfen Rand sichtbar.

■ **Abb. 2.1** Das Köhlern oder die Justierung des Mikroskops

(5)
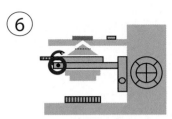

Unter Beobachtung Kondensor
etwas absenken, bis der Rand des
hellen Kreises scharf wird.

(6)
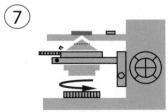

Unter Beobachtung hellen Kreis
mit beiden Kondensorzentrierschrauben (links und rechts) in die
Mitte drehen.

(7)
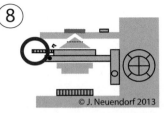
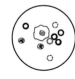

Unter Beobachtung Leuchtfeldblende nur so weit öffnen, bis das
ganze Sehfeld ausgeleuchtet ist,
eventuell etwas nachjustieren wie
unter (6) beschrieben.

(8)

© J. Neuendorf 2013

Zur Regulierung des Bildkontrasts
den Aperturblendenhebel etwa 2/3
schließen.

• Das Köhlern auch mit 40er-Objektiv durchführen!

Professor August Köhler (1866–1948) war Mitarbeiter bei Carl Zeiss in Jena und veröffentlichte 1893 Regeln für die richtige Beleuchtung mikroskopischer Präparate.

Ziel ist es, eine homogene Ausleuchtung des mikroskopischen Bildes und gleichzeitig eine Steigerung des Auflösungsvermögens durch die Verwendung eines Kondensors zu erreichen. Störende Reflexe und kontrastschwächende Überstrahlungen werden weitgehend ausgeschaltet (Zeiss 1997).

Das Köhlern wird für die Hellfeld- und Phasenkontrastmikroskopie beschrieben (◐ Abb. 2.1). Um

die mikroskopische Ebene des Objektträgers besser einstellen zu können, verwendet man zum Köhlern ein gefärbtes Präparat (Köhlerpräparat). Das kann ein gefärbter Blutausstrich aus der Hämatologie sein oder einfach ein mit farbigem Filzstift beschriebener Objektträger.

❯ **Wichtig:** Das **Köhler-Präparat** soll dieselbe Dicke haben wie die Präparate, die Sie anschließend mikroskopieren! Beachten Sie dies bitte, falls Sie mit KOVA®-Präparaten/ Zählkammern arbeiten.

2.2 Kurzanleitung Köhlern (◐ Abb. 2.2)

1. Köhlerpräparat auflegen. Kondensor in höchste Stellung bringen. Kondensorfrontlinse (falls vorhanden) einklappen.

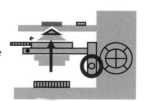

2. Mikroskop mit dem 10er-Objektiv am Grob- und Feintrieb auf das Präparat scharf einstellen.

3. Leuchtfeldblende im Mikroskopfuß schließen und Kondensor langsam absenken, bis das Bild der Leuchtfeldblende scharf erscheint (Sechseck oder Kreis).

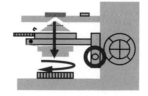

4. Die beiden Kondensorzentrierschrauben betätigen, bis das Bild der Leuchtfeldblende in der Mitte des Sehfeldes liegt. Der Kondensor ist damit zentriert.

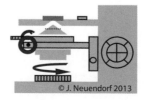

© J. Neuendorf 2013

5. Unter Beobachtung Leuchtfeldblende nur so weit öffnen, bis das ganze Sehfeld ausgeleuchtet ist. Mit der Aperturblende (=Kondensorblende) Bildkontrast einstellen.

◐ **Abb. 2.2** Kurzanleitung Köhlern

Phasenkontrastmikroskopie

© Springer-Verlag GmbH Deutschland, ein Teil von Springer Nature 2019
J. Neuendorf, *Das Urinsediment*
https://doi.org/10.1007/978-3-662-57935-0_3

3

■ **Anwendung**

Mithilfe der Phasenkontrastmikroskopie können ungefärbte Präparate, Nativpräparate bzw. kontrastarme Elemente des Urins besser mikroskopiert werden. Ursprünglich durchsichtige Strukturen werden sichtbar gemacht, da sie von einem dunklen und hellen Saum umgeben werden.

■ **Was benötige ich für die Umrüstung?**

Durch Auswechseln eines speziellen **Phasenring-Objektivs** und durch Einsetzen einer Phasenblende

in den **Kondensor** kann man ein normales Hellfeldmikroskop schnell in ein Phasenkontrastmikroskop umwandeln. Wichtig dabei ist, dass die Phasenblende im Kondensor und der Phasenring im Objektiv zueinander zentriert werden. Dies geschieht mit einem **Hilfsmikroskop** oder einem **Diopter**.

Praktisch ist es, dass beide Mikroskopiertechniken (Hellfeld- und Phasenkontrastmikroskopie) mühelos parallel nebeneinander eingesetzt werden können.

3.1 Lichtweg der Phasenkontrastmikroskopie (■ Abb. 3.1)

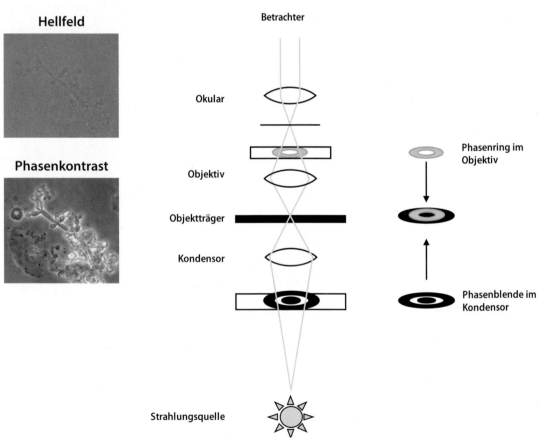

■ **Abb. 3.1** Lichtweg der Phasenkontrastmikroskopie

3.2 Ausrüstung für die Phasen-kontrastmikroskopie

Hier finden Sie ein Phako-Objektiv und verschiedene Phako-Kondensoren:

- Phako-Objektiv (■ Abb. 3.2)

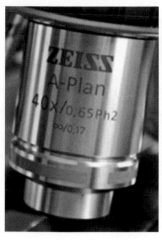

■ **Abb. 3.2** Phako-40er-Objektiv mit Phasenring, Beschriftung: Ph 2

- Phako-Kondensoren (■ Abb. 3.3; ■ Abb. 3.4)

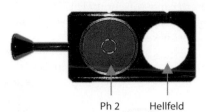

Ph 2   Hellfeld

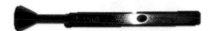

■ **Abb. 3.3** Phasenkontrastschieber mit Phasenblende Ph 2 und Hellfeld-Einstellung (Aufsicht und Seitenansicht)

3.3 Zentrierung der Phasenringe

Mit dem **Hilfsmikroskop** lässt sich die Zentrierung der Phasenblende am Kondensor vornehmen (■ Abb. 3.5; ■ Abb. 3.6). Dafür wird das Hilfsmikroskop anstelle des Okulars in den Tubus gesteckt (■ Abb. 3.6). Alternativ kann auch statt eines Hilfsmikroskops ein einfacher **Diopter** zum Zentrieren genommen werden.

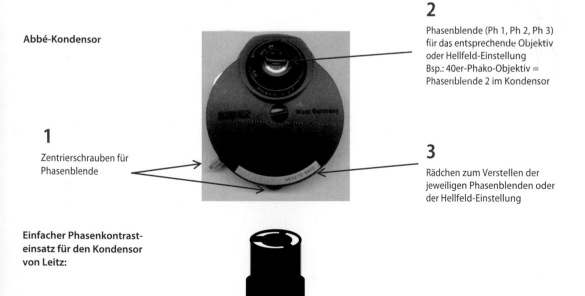

Abbé-Kondensor

2
Phasenblende (Ph 1, Ph 2, Ph 3) für das entsprechende Objektiv oder Hellfeld-Einstellung
Bsp.: 40er-Phako-Objektiv = Phasenblende 2 im Kondensor

1
Zentrierschrauben für Phasenblende

3
Rädchen zum Verstellen der jeweiligen Phasenblenden oder der Hellfeld-Einstellung

Einfacher Phasenkontrast-einsatz für den Kondensor von Leitz:

■ **Abb. 3.4** Abbé-Kondensor von Zeiss und einfacher Phasenkontrasteinsatz für den Kondensor von Leitz

3

Damit der Phasenkontrasteffekt garantiert ist, muss die Zentrierung vorgenommen und (sobald die Phasenkontrastierung schwächer wird) von Zeit zu Zeit überprüft werden.

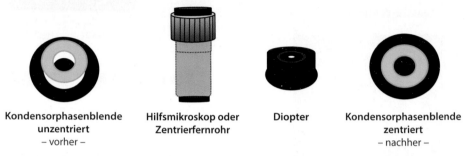

| Kondensorphasenblende unzentriert – vorher – | Hilfsmikroskop oder Zentrierfernrohr | Diopter | Kondensorphasenblende zentriert – nachher – |

◘ **Abb. 3.5** Zentrierung anhand von Hilfsmikroskop oder Diopter

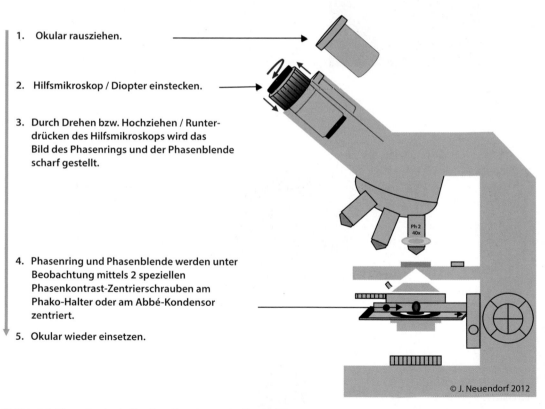

1. **Okular rausziehen.**

2. **Hilfsmikroskop / Diopter einstecken.**

3. **Durch Drehen bzw. Hochziehen / Runterdrücken des Hilfsmikroskops wird das Bild des Phasenrings und der Phasenblende scharf gestellt.**

4. **Phasenring und Phasenblende werden unter Beobachtung mittels 2 speziellen Phasenkontrast-Zentrierschrauben am Phako-Halter oder am Abbé-Kondensor zentriert.**

5. **Okular wieder einsetzen.**

Ph 2
40x

© J. Neuendorf 2012

◘ **Abb. 3.6** Phasenkontrastmikroskop: Zentrierung der Phasenringe

Makroskopische Beurteilung des Harns

© Springer-Verlag GmbH Deutschland, ein Teil von Springer Nature 2019
J. Neuendorf, *Das Urinsediment*
https://doi.org/10.1007/978-3-662-57935-0_4

4.1   Farbe

Der Urin hat je nach Konzentration eine hellgelbe bis dunkelgelbe Farbe. Eine auffällige Abweichung der Farbe von der Norm kann sowohl pathologische als auch harmlose Ursachen haben.

- ▪ **Einige Beispiele**
- ▬ Farblos bis hellgelb
  Ursache: Polyurie, Glukosurie bei Diabetes mellitus
- ▬ Dunkelgelb bis orange
  Ursache: Oligurie, Anurie, Vitaminpräparate
- ▬ Dunkelgelb bis braungelb
  Ursache: Hämoglobin und Hämoglobin-abbauprodukte (Bilirubin, Porphyrine), Medikamente
- ▬ Milchig-trüb
  Ursache: Leukozyturie, Salze, Kristalle
- ▬ Rot bis rotbraun
  Ursache: Erythrozyten, Myoglobin, Urate, Medikamente, Rote Rüben
- ▬ Dunkelbraun bis schwarz
  Ursache: Erythrozyten, massive Hämolyse

4.2   Geruch

Bestimmte Nahrungsmittel, Arzneien oder Bakterien verändern den typischen Harngeruch.

- ▪ **Einige Beispiele**
- ▬ Riecht sehr intensiv
  Ursache: Knoblauch, Spargel
- ▬ Riecht nach Schokolade, stark aromatisch
  Ursache: Vitaminpräparate, Tropenfrüchte, Gewürze
- ▬ Riecht nach Ammoniak
  Ursache: harnstoffspaltende Bakterien
- ▬ Riecht faulig, jauchig
  Ursache: Harnwegsinfekt
- ▬ Riecht nach Obst, Aceton
  Ursache: Ketonurie

4.3   Trübung

Der frische, körperwarme Urin ist normalerweise klar. Je kälter und konzentrierter eine Urinprobe wird, desto mehr Salze und Kristalle fallen aus und verursachen eine Trübung. Ebenso trübt der Urin bei einer pathologischen Vermehrung von Bakterien oder einer Pyurie sichtbar ein.

Nur durch eine Untersuchung der festen Urinbestandteile (wie in der Urinsedimentanalyse) kann die Ursache einer Trübung eindeutig festgestellt werden.

- ▪ **Einige Beispiele**
- ▬ Milchig-weißlich
  Ursache: Bakteriurie, Pyurie, Phosphaturie, Vaginalsekret
- ▬ Rötlich (Ziegelmehl) bei Abkühlung
  Ursache: Uraturie
- ▬ Rot bis rotbraun
  Ursache: Makrohämaturie
- ▬ Fettschicht auf der Oberfläche
  Ursache: Lipidurie bei nephrotischem Syndrom, Salben, Zäpfchen

Mikroskopische Beurteilung des Harns

© Springer-Verlag GmbH Deutschland, ein Teil von Springer Nature 2019
J. Neuendorf, *Das Urinsediment*
https://doi.org/10.1007/978-3-662-57935-0_5

5.1   Herstellen des Urinsediments

Urinprobe: frischer Mittelstrahlurin (vorzugsweise erster Morgenurin), **nicht älter als 2 h.**

Die benötigten Geräte und Materialien zeigt ■ Abb. 5.1.

▪ **Durchführung**
▬ Urin gut durchmischen!
▬ Vom Urinbecher oder Urinröhrchen eine stets gleiche Menge an Urin (**ca. 10 ml**) in ein **konisches Plastik-Sedimentröhrchen** umfüllen.
▬ Urin für die chemischen Urinuntersuchungen stixen und auswerten.
▬ Für das Sediment wird die Urinprobe **8–10 min bei 400 g** in einer Ausschwingzentrifuge zentrifugiert, d. h., bei einem Rotorradius von 13,2 cm wird die Zentrifuge auf 1.620 U/min eingestellt (▸ Abschn. 5.4 „Zentrifugennomogramm").
▬ Der Überstand wird in einem Zug dekantiert, ohne dass das Sediment aufgewirbelt oder ausgegossen wird.
▬ Das verbleibende Sediment **vorsichtig** mit dem restlichen Harn resuspendieren. (Das Sediment zum Aufmischen nicht zu stark schütteln oder gegen die Tischkante klopfen, da sich sonst die Zylinder auflösen können.)

5.2   Fehlercheckliste Urinsedimentherstellung

Es ist keine Kunst, die oben beschriebene Anleitung zur Sedimentherstellung zu befolgen. Trotzdem sei

Tipps
▬ Begutachten Sie hier bereits makroskopisch das Sediment auf Menge und Farbe.
▬ Kann das Urinsediment nicht sofort untersucht werden, bewahren Sie es verschlossen bei 4–8 °C auf.
▬ Wenn nur eine kleine Urinprobe von 4–6 ml vorliegt, muss das geringe Probevolumen im Befund vermerkt werden.
▬ Gerade auch für Urinproben mit nur kleinen Volumina eignet sich die Zählkammermethode zur Bestimmung der Erythrozyten- und Leukozytenzahl. Bei dieser Methode darf der Urin nicht zentrifugiert werden. Hier wird der Nativharn eingesetzt (▸ Kap. 9).
▬ Übersichtliche Kurzanleitung im Labor aufhängen.

angemerkt, dass die praktische Durchführung exakt unter den gleichen Bedingungen zu erfolgen hat. Nur so kann man **reproduzierbare Ergebnisse** erhalten.

Folgende kleine Fehler können enorme Auswirkungen haben:
▬ Urinprobe steht länger als 2 h bei Raumtemperatur.
▬ Urinprobe nicht gemischt. Insbesondere bei der Benutzung von Urinprobengefäßen ohne Deckel wird die Urinprobe unzureichend gemischt.

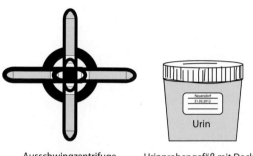
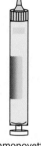
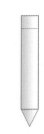

Ausschwingzentrifuge   Urinprobengefäß mit Deckel   Urinmonovette®   Sedimentröhrchen – konisch –

■ **Abb. 5.1** Geräte und Materialien

- Beliebiges Urinvolumen zur Sediment-
  herstellung genommen.
- Zentrifugierdauer zu kurz/zu lang.
- Zentrifugierstärke verändert, d. h. > oder
  <400 g.
- Urinüberstand nur zögerlich, also nicht voll-
  ständig dekantiert. Man erhält ein zu großes
  Restvolumen des Harnsediments (s. Tipp).
- Urinsediment nicht resuspendiert.

> **Tipps**
> Dekantieren, also Röhrchen umgekehrt halten
> und dann bis 3 zählen, dann erst wieder Röhr-
> chen drehen und aufstellen.

5.3 Exkurs: Zentrifugentypen (◨ Abb. 5.2)

Richtig
Ausschwingzentrifuge

Falsch
Festwinkelkopfzentrifuge

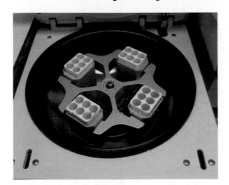
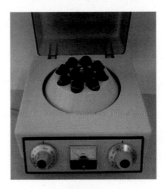

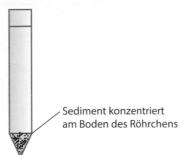
Sediment konzentriert
am Boden des Röhrchens

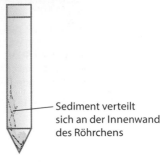
Sediment verteilt
sich an der Innenwand
des Röhrchens

a   b

◨ **Abb. 5.2** Zentrifugentypen und Zentrifugierergebnisse. **a** Zentrifugiert man den Urin in einer **Ausschwingzentrifuge**, so
entsteht im unteren konischen Teil des Röhrchens ein Sediment. **b** Benutzt man eine **Festwinkelkopfzentrifuge**, in der die
Sedimentröhrchen nicht ausschwingen können, sondern eine im festen Winkel konstante Schräglage haben, so erhält man
ein Sediment, das sich im unteren Teil des Röhrchens an der Wand hochzieht. Dieses Sediment kann nur schlecht resuspendiert werden.

5.4   Zentrifugennomogramm

Zur Überprüfung der korrekten Umdrehungszahl/min der Zentrifuge misst man den Zentrifugenrotationsradius und überprüft z. B. mithilfe des Nomogramms, welche Umdrehungszahl pro Minute bei der relativen Zentrifugalbeschleunigung (RZB) von 400 g eingestellt werden muss (◘ Abb. 5.3).

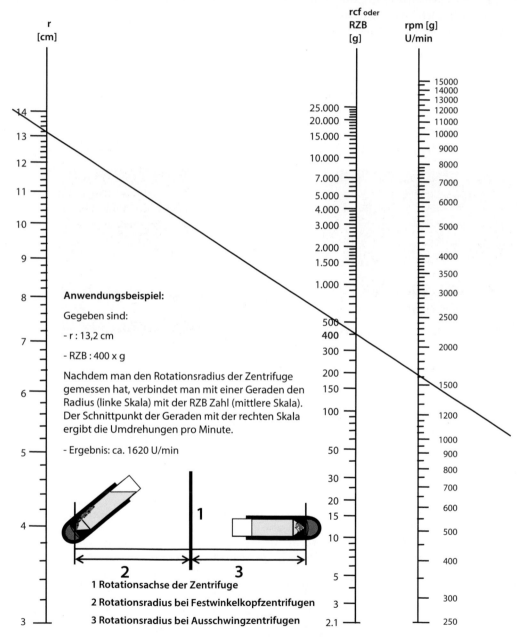

Anwendungsbeispiel:

Gegeben sind:

- r : 13,2 cm

- RZB : 400 x g

Nachdem man den Rotationsradius der Zentrifuge gemessen hat, verbindet man mit einer Geraden den Radius (linke Skala) mit der RZB Zahl (mittlere Skala). Der Schnittpunkt der Geraden mit der rechten Skala ergibt die Umdrehungen pro Minute.

- Ergebnis: ca. 1620 U/min

1 Rotationsachse der Zentrifuge

2 Rotationsradius bei Festwinkelkopfzentrifugen

3 Rotationsradius bei Ausschwingzentrifugen

Abkürzungen: r (Radius der Zentrifuge), **rcf** (relative centrifugal force), **RZB** (relative Zentrifugalbeschleunigung), **rpm** (rounds per minutes), **U/min** (Umdrehungen pro Minute)

◘ **Abb. 5.3** Zentrifugennomogramm

5.5 Herstellen des Nativpräparats

■ Materialien (◘ Abb. 5.4)

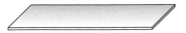 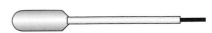

Objektträger (76 x 26 mm)   Deckgläschen (18 x 18 mm)   Plastiktropfpipette (1 ml)

◘ **Abb. 5.4** Materialien

■ **Durchführung**

— Einen kleinen Tropfen (ca. 20 µl) Urinsediment mit einer Plastiktropfpipette auf die Mitte eines sauberen Objektträgers bringen und ein sauberes Deckglas (am Rand anfassen) luftblasenfrei auflegen (◘ Abb. 5.5).

— Dafür wird das Deckglas mit einer Seite direkt an den Urinsedimenttropfen auf dem Objektträger gestellt und langsam (mithilfe der Tropfpipette) abgesenkt, sodass sich das Sediment unter dem Deckglas gut verteilen kann.

— Durch das Gewicht des Deckglases verteilt sich der Sedimenttropfen gleichmäßig (◘ Abb. 5.6).

— Das Deckglas sollte nicht wegschwimmen, bzw. es sollten keine Luftblasen unter dem Deckglas zu sehen sein.

— Da das fertige Nativpräparat schnell eintrocknet, muss es sofort mikroskopiert werden. Falls das nicht möglich sein sollte, kann das fertige Präparat vorübergehend in eine feuchte Kammer gelegt werden.

(richtige) Anfertigung eines Nativpräparates   (unsachgemäße) Anfertigung eines Nativpräparates

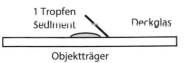

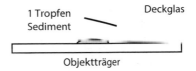

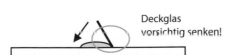

Kontakt schaffen zwischen Deckglas und Sediment und Deckglas vorsichtig senken

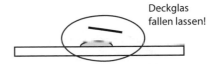

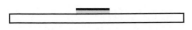

fertiges Nativpräparat, luftblasenfrei

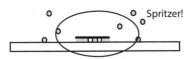

Nativpräparat mit Luftblasen und einer ungleichen Verteilung der Sedimentbestandteile

◘ **Abb. 5.5** Anfertigung eines Nativpräparats

Richtig

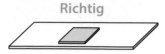

Das Sediment ist gleichmäßig
unter dem Deckglas verteilt!

Falsch

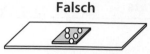

Zu wenig Sediment mit Luftblasen,
dadurch veränderte Darstellung der
Sedimentbestandteile

Falsch

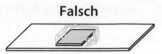

Zu viel Sediment, Deckglas schwimmt auf
OT, dickes Präparat, schlechte Beurteilung
der Sedimentbestandteile

◨ **Abb. 5.6** Sedimentverteilung unter dem Deckglas

5.6   Umstellen des Mikroskops zwischen Hellfeld und Phasenkontrast

5.6.1   Mikroskopumstellung von der Hellfeld- in die Phasenkontrastmikroskopie

> **Phasenkontrastmikroskop**
> ▬ Phako-40er-Objektiv (Ph 2) und dazugehörige Phasenblende am Kondensor in den Strahlengang
> geben, Frontlinse (wenn vorhanden) aus- oder einklappen je nach Herstelleranweisung, Apertur-
> blende und Leuchtfeldblende öffnen, denn Phasenkontrast braucht viel Licht (◨ Abb. 5.7)!

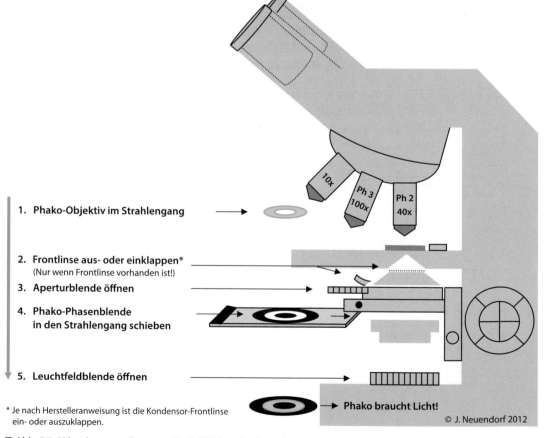

1. **Phako-Objektiv im Strahlengang**

2. **Frontlinse aus- oder einklappen***
   (Nur wenn Frontlinse vorhanden ist!)

3. **Aperturblende öffnen**

4. **Phako-Phasenblende**
   in den Strahlengang schieben

5. **Leuchtfeldblende öffnen**

* Je nach Herstelleranweisung ist die Kondensor-Frontlinse
  ein- oder auszuklappen.

➤ **Phako braucht Licht!**

© J. Neuendorf 2012

◨ **Abb. 5.7** Mikroskopumstellung von der Hellfeld- in die Phasenkontrastmikroskopie

5.6.2 Mikroskopumstellung von der Phasenkontrast- in die Hellfeldmikroskopie

Hellfeldmikroskop
- Phako-40er-Objektiv wird auch im Hellfeld benutzt (!), Phasenblende am Kondensor entfernen, Aperturblende und Leuchtfeldblende etwas schließen, Frontlinse ist ausgeklappt (◘ Abb. 5.8).

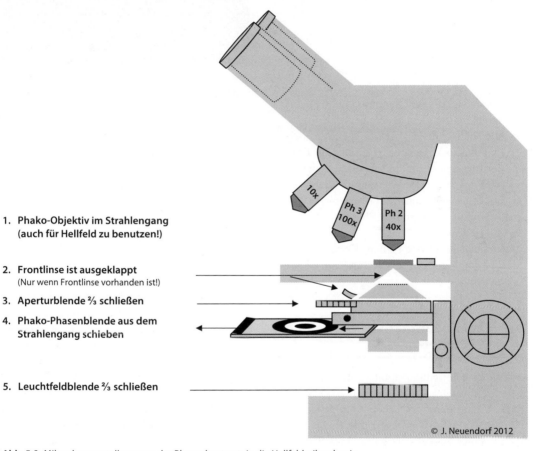

1. **Phako-Objektiv im Strahlengang (auch für Hellfeld zu benutzen!)**

2. **Frontlinse ist ausgeklappt**
   (Nur wenn Frontlinse vorhanden ist!)

3. **Aperturblende ⅔ schließen**

4. **Phako-Phasenblende aus dem Strahlengang schieben**

5. **Leuchtfeldblende ⅔ schließen**

© J. Neuendorf 2012

◘ **Abb. 5.8** Mikroskopumstellung von der Phasenkontrast- in die Hellfeldmikroskopie

5.7 Präparatspezifische Einstellung des Mikroskops

- Zuerst wird mit dem **10er-Objektiv die mikroskopische Ebene** des Präparates eingestellt. Wenn das Präparat zu dünn ist oder sich nicht viele Urinsedimentbestandteile im Präparat befinden, kann es schwierig sein, die richtige Ebene zu finden. Stellt man sich jetzt den Rand des Deckgläschens ein, kann die Ebene besser gesichtet werden.
- Anschließend wird das Sediment mit dem **10er-Objektiv** auf Zylinder durchgemustert. Große Urinsedimentbestandteile liegen auch häufig am Rand des Deckglases! (Abb. 5.9)
- Danach wird mit dem **40er-Objektiv** das Sediment pro Gesichtsfeld beurteilt.
- Unabhängig davon, bei welcher Vergrößerung man mikroskopiert, muss ständig zur Feinjustierung der mikroskopischen Ebene der Feintrieb der Mikrometerschraube bedient werden, um keine Bestandteile zu übersehen.
- Es wird überwiegend im Phasenkontrast mikroskopiert.
- Im Hellfeld werden Farben (Kristalle, Salze) und Anhäufungen von Bestandteilen/Zellen beurteilt.

5.8 Semiquantitative Beurteilung/Einheiten

Es erfolgt eine halbquantitative Auswertung nach mäanderförmiger Durchsicht von 20–30 Gesichtsfeldern bei einer 400-fachen Vergrößerung (das entspricht einem 10er-Okular und einem 40er-Objektiv) unter Berücksichtigung einer bestimmten Sehfeldzahl (Abb. 5.10).

Für organisierte Sedimentbestandteile, d. h. **Erythrozyten, Leukozyten, Epithelien** gibt es folgende Abstufungen, wobei jeweils die minimale und maximale Anzahl pro Gesichtsfeld angegeben wird (Abb. 5.11):

0–1	1–4	5–15	15–50	>50/Gsfd (Gesichtsfeld)

Abb. 5.11 Abstufungen organisierter Sedimentbestandteile

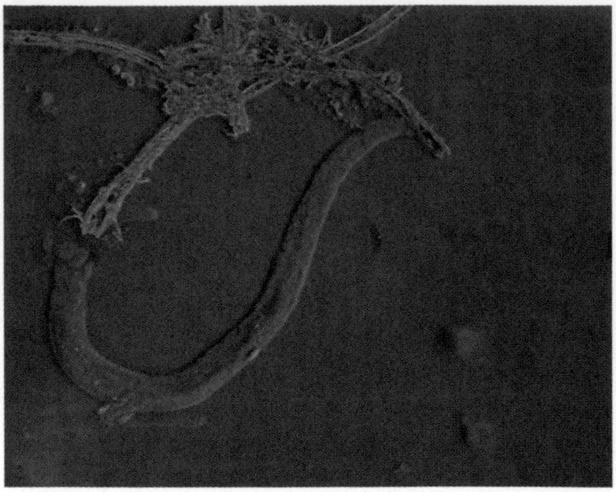

Abb. 5.9 10er-Objektiv, ein großer und 2 kleine Zylinder, Artefakte

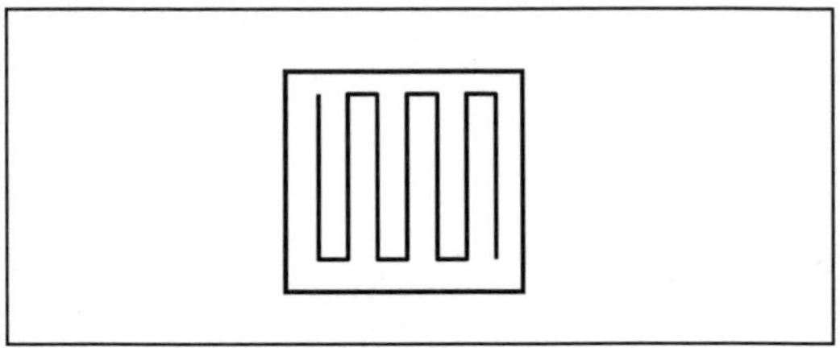

Abb. 5.10 Mäanderförmige Durchsicht

Zylinder sind in der Regel seltener als die organisierten Sedimentbestandteile und können mit den Abstufungen (Abb. 5.11) schlecht erfasst werden. Deshalb sollte man die jeweilige Zylinderart bei der Durchsicht der Gesichtsfelder addieren und als Ergebnis die Summe aller beurteilter Gesichtsfelder (aGsfd) angeben.

Sedimentbestandteile wie **Bakterien, Hefezellen, Kristalle, Salze, Spermien** werden nicht ausgezählt, sondern in **Kreuzen** angegeben (Abb. 5.12):

Mögliche Einheiten

- Pro Blickfeld(fläche), also **Bfd**
- Pro Gesichtsfeld(fläche), also **Gsfd**
- Pro Hauptgesichtsfeld = „high power field", also **hpf** (= 400-fache Vergrößerung)
- **Besonderheit:** Für die Angabe von Zylindern benutzt man als Einheit **alle** beurteilten Gesichtsfelder, also **aGsfd**

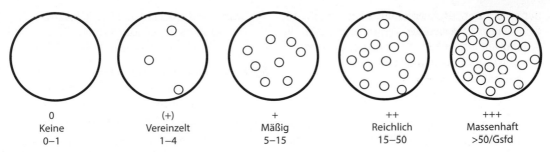

0	(+)	+	++	+++
Keine	Vereinzelt	Mäßig	Reichlich	Massenhaft
0–1	1–4	5–15	15–50	>50/Gsfd

◘ **Abb. 5.12** Mit Kreuzen angegebene Sedimentbestandteile

5.9 Exkurs: Sehfeldzahl und Normalwerte

Die Normalwerte der einzelnen Urinsedimentbestandteile müssen in Abhängigkeit des benutzten Okulars/Sehfeldzahl und des Objektivs bzw. der daraus resultierenden Größe des Gesichtsfelds beurteilt werden, um sie besser intern und extern vergleichen und interpretieren zu können (◘ Abb. 5.13). Die Größe des Gesichtsfelds ist abhängig vom be-

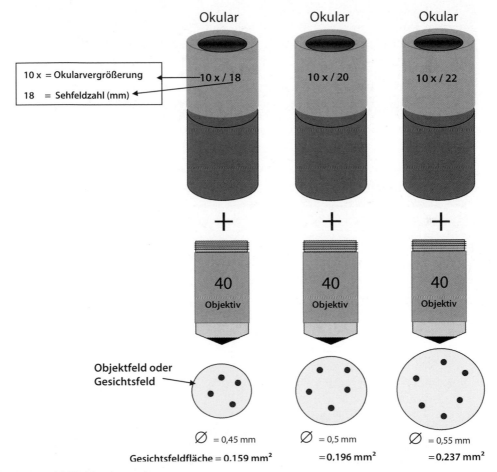

◘ **Abb. 5.13** Sehfeldzahl und Normalwerte

nutzten Okular/Sehfeldzahl und vom Objektiv. Auf dem Okular ist neben der Vergrößerung auch die Sehfeldzahl angegeben, die den Durchmesser der Gesichtsfeldblende in Millimetern vermerkt.

▬ Beispiel: 10×/18, d. h. 10er-Okular und Sehfeldzahl = 18 mm

Je größer die Sehfeldzahl eines Okulars ist, desto größer ist der mikroskopisch überschaubare Bereich im Präparat, das sog. Objektfeld oder auch Gesichtsfeld. Die Größen der Objekt-/Gesichtsfelder errechnen sich wie folgt:

▬ Sehfeldzahl : Maßstabszahl des Objektivs = Durchmesser des Objekt-/Gesichtsfeldes
▬ $\pi \cdot r^2$ = Objekt-/Gesichtsfeld(fläche) (mm²)

❯ **Fazit:** Werden mit einer kleinen Sehfeldzahl (Bsp. 18 mm) 4 Zellen pro Gesichtsfeld gezählt, so entspricht das 6 Zellen pro Gesichtsfeld einer großen Sehfeldzahl (Bsp.: 22 mm).

Die in diesem Buch zugrunde gelegten Normalwerte (▶ Kap. 7) beziehen sich auf eine 400-fache Vergrößerung und eine Sehfeldzahl von 18 mm (◘ Abb. 5.14).

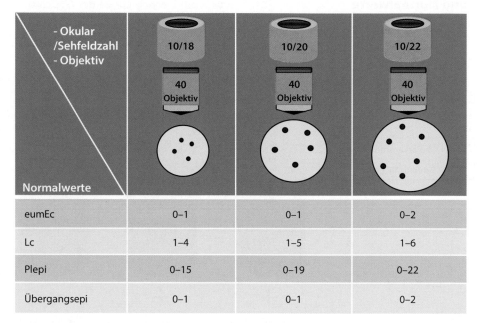

- Okular /Sehfeldzahl - Objektiv	10/18	10/20	10/22
	40 Objektiv	40 Objektiv	40 Objektiv
Normalwerte			
eumEc	0–1	0–1	0–2
Lc	1–4	1–5	1–6
Plepi	0–15	0–19	0–22
Übergangsepi	0–1	0–1	0–2

◘ **Abb. 5.14** Dargestellt werden Normalwertbereiche, die der jeweiligen Sehfeldzahl und der zugehörigen Gesichtsfeldgröße entsprechen.

Anatomie der Niere und der ableitenden Harnwege

© Springer-Verlag GmbH Deutschland, ein Teil von Springer Nature 2019
J. Neuendorf, *Das Urinsediment*
https://doi.org/10.1007/978-3-662-57935-0_6

6

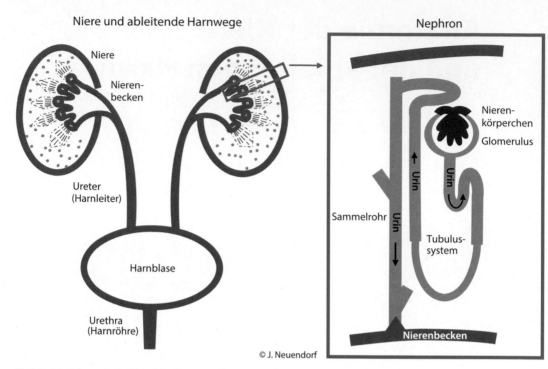

© J. Neuendorf

◨ **Abb. 6.1** Schematische Übersicht: Anatomie der Niere und der ableitenden Harnwege und Nephron

◨ Abb. 6.1 zeigt die Anatomie von Niere und ableitenden Harnwegen.

Im Urinsedimentbefund werden die Urinbestandteile nach ihrer Herkunft benannt. Diagnostisch ist es relevant, Zellen renalen Ursprungs von Zellen postrenalen Ursprungs zu unterscheiden. Zum Beispiel wird das vermehrte Aufkommen dysmorpher Erythrozyten und Akanthozyten einem defekten Nierengewebe bzw. defekten Glomeruli zugeordnet. Eumorphe Erythrozyten sind eher postrenalen Ursprungs (Ausnahme: Nierentumor).

Zylinder bilden sich in Abhängigkeit von pH-Wert und Konzentration des Urins in den distalen Tubuli der Niere.

Auch Epithelien werden nach ihrer Herkunft benannt. Nieren- bzw. Tubulusepithelien befinden sich im Nierengewebe. Das Übergangsepithel/Urothel kleidet das Nierenbecken und die ableitenden Harnwege bis zum oberen Teil der Harnröhre aus. Das Plattenepithel stammt aus dem unteren Teil der Harnröhre.

Beschreibung der Urinsedimentbestandteile

© Springer-Verlag GmbH Deutschland, ein Teil von Springer Nature 2019
J. Neuendorf, *Das Urinsediment*
https://doi.org/10.1007/978-3-662-57935-0_7

◘ Abb. 7.1a und b geben eine Übersicht und erlauben den Vergleich von Urinsedimentbestandteilen in fotografischer und schematischer Darstellung.

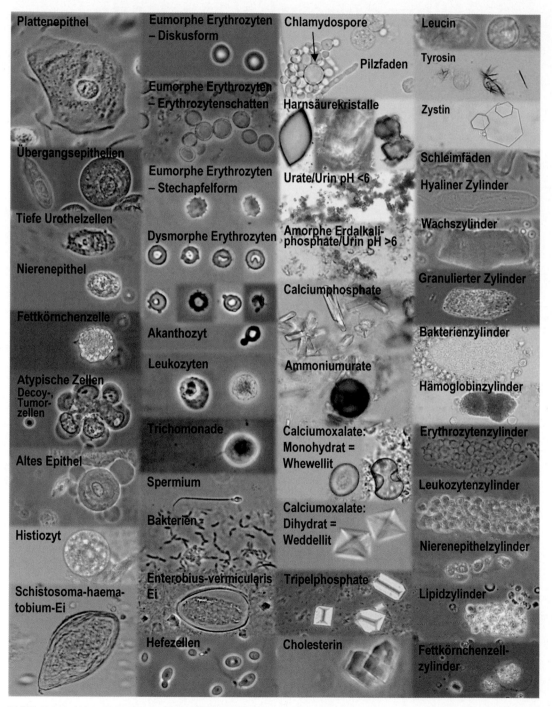

◘ **Abb. 7.1a,b** Urinsedimentbestandteile. **a** fotografisch

Plattenepithelien

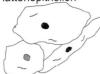

Übergangsepithelien

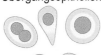

Tiefe Urothelzellen

Nierenepithelien

Fettkörnchenzellen

Atypische Zellen
Decoy- / Tumorzellen

Alte Epithelien

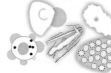

Histiozyt

Schistosoma-haema-
tobium- Eier

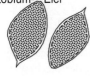

Eumorphe Erythrozyten
- Diskusform

Eumorphe Erythrozyten
- Erythrozytenschatten

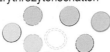

Eumorphe Erythrozyten
- Stechapfelform

Dysmorphe Erythrozyten

Akanthozyten

Leukozyten

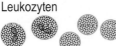

Trichomonaden

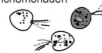

Spermien

Bakterien (Kokken/
Stäbchen)

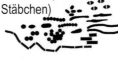

Enterobius-vermicularis-
Eier

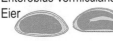

Hefezellen

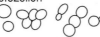

Pilzfäcen mit
Chlamydospore

Harnsäurekristalle

Urate/Urin pH < 6

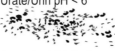

Amorphe Erdalkali-
phosphate/Urin pH > 6

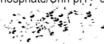

Calciumphosphate

Ammoniumurate

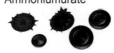

Calciumoxalate:
- Monohydrat = Whewellit

- Dihydrat = Weddellit

Tripelphosphate

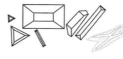

Cholesterin

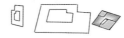

Leucin

Tyrosin

Zystin

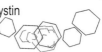

Schleimfäden

Hyaliner Zylinder

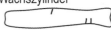

Wachszylinder

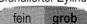

Granulierter Zylinder

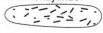

fein   grob

Bakterienzylinder

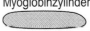

Hämoglobin-,
Myoglobinzylinder

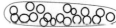

Erythrozytenzylinder

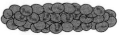

Leukozytenzylinder

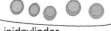

Nierenepithelzylinder

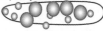

Lipidzylinder

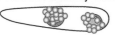

Fettkörnchenzellzylinder

Abb. 7.1a,b Urinsedimentbestandteile. **b** schematisch

7.1 Erythrozyten

- Hämaturie (vermehrte Ausscheidung von Erythrozyten im Urin)
- Makrohämaturie: Durch die massive Ausscheidung von Erythrozyten ist der Urin rot gefärbt.
- Mikrohämaturie: Der Urin hat eine gelbe Farbe. Die Erythrozyten lassen sich nur chemisch mit dem Urinstix und mikroskopisch nachweisen.

- Eumorphe Erythrozyten – NW: 0–1/Gsfd
- - Bikonkave, diskusförmige Erythrozyten (pH = 6)

Morphologie: runde Zelle, klare gelbrote Farbe im Hellfeld, enthält keinen Kern und keine Granula, kleiner als Leukozyt (◻ Abb. 7.2).

◻ **Abb. 7.2** Bikonkave, diskusförmige Erythrozyten

Aufgrund der bikonkaven Form des Erythrozyten erkennt man teilweise eine doppelte Randkontur. Je nach pH-Wert des Urins verändert der eumorphe Erythrozyt seine Gestalt:

- - Stechapfelförmige Erythrozyten (pH <6)

Im hypertonen Harn verliert der Erythrozyt Wasser, verkleinert sich und bildet die typische Stechapfelform. Die Oberfläche des Erythrozyten ist dabei mit vielen kleinen, eher spitzen Ausstülpungen versehen (◻ Abb. 7.3).

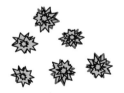

◻ **Abb. 7.3** Stechapfelförmige Erythrozyten

- - Erythrozytenschatten (pH >6)

Im hypotonen Harn nimmt der Erythrozyt Wasser auf, verliert dabei seine bikonkave Form und vergrößert sich zu einer hellen Scheibe. Die Kontur des sog. Erythrozytenschattens ist teilweise nur schwach zu erkennen (◻ Abb. 7.4).

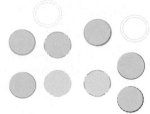

◻ **Abb. 7.4** Erythrozytenschatten

- **Erkrankung**: Hämaturie bei Nierentumor, Tumore der ableitenden Harnwege, Steine, Harnwegsinfekt, Trauma.

- Dysmorphe Erythrozyten

Morphologie: überwiegend mikrozytär, sehr vielgestaltig, vom eumorphen Erythrozyten abweichend. Neben zahlreichen hier nicht dargestellten morphologischen Veränderungen existieren folgende typische Veränderungen: Ringform, gewellte Ringform, geschlitzte Ringform, Fragmentozyten, nach außen und innen gerichtete Zapfen und Kugeln (Klassifizierung vgl. Thiel 1986) (◻ Abb. 7.5 und ◻ Abb. 7.6).

Auch bei einer nicht glomerulären Hämaturie geht man davon aus, dass bis zu 20% der Erythrozyten dysmorphe Merkmale haben können (S. Roth, Urinzytologie und Sedimentanalyse, Springer 2018 (5. Auflage), S. 171):

- <20 % dysmorphe Ec: keine renale Erkrankung
- 20–70 % dysmorphe Ec: fraglicher Verdacht auf renale Erkrankung
- >70 % dysmorphe Ec: Verdacht auf renale Erkrankung

Im Phasenkontrast erkennt man die dysmorphen Erythrozyten besonders gut. – Eine Sonderform des dysmorphen Erythrozyten ist der Akanthozyt.

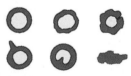

◻ **Abb. 7.5** Dysmorphe Erythrozyten

- Akanthozyten – NW: <5 %

Morphologie: Der Akanthozyt hat mindestens eine kugelige Ausstülpung, während der Stechapfel regelmäßig kleinere, eher spitze Ausstülpungen aufweist. Die Ausstülpungen des Akanthozyten zeigen

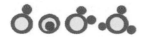

Abb. 7.6 Akanthozyten

sich als Exo- und als Endokugeln. Diese typischen Kugeln entstehen bei der Passage durch die geschädigten Glomeruli (■ Abb. 7.6).

— **Erkrankung:** Glomerulonephritis

7.2 Leukozyten

▪ **Leukozyten – NW: 1–4/Gsfd**
Morphologie des segmentkernigen Granulozyten mit Einteilung in zwei Zelltypen. Kleinzelliger Leukozyt: runde Zelle, etwas größer als ein bikonkaver Erythrozyt, mit dunkler und körniger Oberfläche. Großzelliger Leukozyt mit sichtbarem, segmentiertem Zellkern und Granula im Zytoplasma. Im alten Urin quellen die Leukozyten auf und der Kern ist gut sichtbar. Die Zellen liegen einzeln und in Haufen (■ Abb. 7.7). Leukozyturie: vermehrte Ausscheidung von Leukozyten (>4/Gsfd bei 400-facher Vergrößerung, Schfeldzahl 18 mm). Pyurie: massiv vermehrte Ausscheidung von Leukozyten, Urin ist weißlich trübe und das Sediment weißlich und viskös.

— **Erkrankung:** Entzündungen in den ableitenden Harnwegen, entzündliche Erkrankung der Niere.

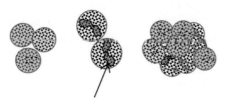

Abb. 7.7 Leukozyten, klein- und großzelliger Typ, Haufen
Pfeil: typische Kernstruktur für einen segmentkernigen Granulozyten

❶ **Cave**
Leukozyten, wie z. B. Lymphozyten, können bei Nierentransplantatabstoßungen oder eosinophile Granulozyten bei allergischen Reaktionen im Urin ausgeschieden werden. Lymphozyten sind mittels Leukozytentestfeld des Urinteststreifens nicht nachweisbar.

▪ Sonderformen der Leukozyten
▪▪ **Sternheimer-Malbin-Zellen oder Glitzerzellen**
Morphologie: In manchen Leukozyten (segmentkernigen Granulozyten) erkennt man eine charakteristische Beweglichkeit der Granula (■ Abb. 7.8).

— Hinweis: In den Kurzfilmen kann sehr gut die charakteristische Beweglichkeit der Granula erkannt werden (▶ Abschn. 11.5.2).

Granula

Abb. 7.8 Sternheimer-Malbin-Zelle, rote Pfeile deuten Beweglichkeit der Granula im Zytoplasma an

▪▪ **Histiozyten (Makrophagen) – NW: keine**
Morphologie: größer als Granulozyt, variiert stark in der Größe, enthält Granulation und viele Vakuolen, die als große, helle Kreise erscheinen. Kern: vielgestaltig und nur schemenhaft zu erkennen. Diese Zelle gehört zum Monozyten-Makrophagen-System. Sie kann Bakterien oder Zellen wie Erythrozyten phagozytieren. Sie wird leicht mit runden Epithelien oder Fettkörnchenzellen verwechselt (■ Abb. 7.9).

— **Erkrankung:** entzündlicher Prozess

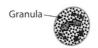

Abb. 7.9 Histiozyten

7.3 Epithelien

❶ **Cave**
Bei längerer Verweildauer des Urins im Katheterbeutel können Epithelien ein von der Norm abweichendes Aussehen haben. Man darf diese nicht mit Tumorzellen verwechseln!

▪ **Plattenepithelien – NW: 0–15/Gsfd**
Morphologie: größtes Epithel im Urin, mehreckige Umrandung. Kern: klein, kompakt, dunkel und undurchsichtig bis leicht transparent mit perinukleärer Aufhellungszone, d. h. Lichthof um den Kern (Phasenkontrast), liegt einzeln und in Haufen (■ Abb. 7.10).

Im alten Urin wird die äußere Umrandung des Plattenepithels zunehmend runder. Ein vermehrtes

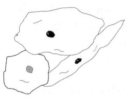

◘ Abb. 7.10 Plattenepithelien

Aufkommen von Plattenepithelien im Urin kann ein Hinweis dafür sein, dass es sich bei der Urinprobe nicht um einen Mittelstrahlurin handelt.

━ **Herkunft**: Plattenepithelien kommen im unteren Teil der Harnröhre und im äußeren Genitalbereich vor. Im Urinsediment findet man häufig bei Frauen vermehrt Plattenepithelien, die ursprünglich aus dem Vaginalsekret kommen.

❶ Cave

Ein vermehrtes Vorkommen von Plattenepithelien im Urin kann einen falsch-positiven Befund auf dem Leukozytentestfeld des Urinteststreifens verursachen. Deshalb sollte zur Absicherung der Diagnostik immer eine Urinsedimentuntersuchung angeschlossen werden.

■ **Übergangsepithelien oder Urothelzellen – NW: 0–1/Gsfd**

Morphologie: Größe variiert stark, überwiegend rund bis oval oder manchmal auch geschwänzt, undurchsichtiges Zytoplasma. Zellkern: groß, rund, lockeres Chromatin, manchmal auch 2 Zellkerne. Zellen liegen einzeln und/oder in Haufen. Kleine Übergangsepithelien können nicht immer eindeutig von Nierenepithelien unterschieden werden (◘ Abb. 7.11).

━ **Herkunft**: ableitende Harnwege, also Nierenbecken, Harnleiter, Blase, Harnröhre.

━ **Erkrankung**: Entzündung der ableitenden Harnwege. Bei Vorliegen atypischer Zellen und Zellverbände sollte eine weitere urinzytologische Abklärung erfolgen. Im ungefärbten

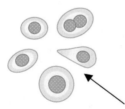

◘ Abb. 7.11 Übergangsepithelien. *Pfeil:* geschwänztes Übergangsepithel

Nativpräparat können Tumorzellen nicht sicher erkannt und auch von virusinfizierten Zellen nicht eindeutig unterschieden werden.

■ **Tiefe Urothelzellen – NW: keine**

Morphologie: Epithel mit kubischer und geschwänzter Form, kleiner als Übergangsepithel, dunkles, feingrießiges Zytoplasma, teilweise mit Granula. Kern: 1 oder 2 helle und transparent wirkende Zellkerne. Diese Epithelzellen müssen von Nierenepithelien unterschieden werden (◘ Abb. 7.12).

━ **Herkunft**: Das Urothel ist ein mehrschichtiges Epithel. Bei lang andauernden Harnwegsinfekten wird die obere Epithelschicht der Übergangsepithelien abgetragen. Darunter befinden sich weitere Epithelschichten sowie die tiefen Urothelzellen, die dann auch im Urinsediment zu sehen sind.

━ **Erkrankung**: Verletzung des Urothels, lang andauernder Harnwegsinfekt

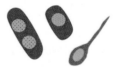

◘ Abb. 7.12 Tiefe Urothelzellen

■ **Nieren- oder Tubulusepithelien – NW: keine**

Morphologie: kleinste Epithelzelle im Urin, etwas größer als Leukozyt, dunkles, feinkörniges Zytoplasma, schmaler Zytoplasmasaum, teilweise mit Granula. Kern: homogener bläschenförmiger Kern mit heller Struktur, Zellen liegen einzeln oder zusammen (◘ Abb. 7.13).

━ **Herkunft**: Niere

━ **Erkrankung**: tubuläre Schädigung, toxische Schädigung und Transplantatabstoßung

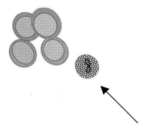

◘ Abb. 7.13 Nieren- oder Tubulusepithelien. *Pfeil: Leukozyt zum Vergleich*

■ **Fettkörnchenzellen – NW: keine**
Morphologie: Tubulusepithelien mit Fetttröpfchen.
Je nachdem, wie viele Lipide eingelagert werden,
bekommen die Zellen eine enorme Größe. Zellkon-
tur und Zellkern sind zum Teil nicht mehr zu sehen.
Die Fetttröpfchen sind sehr hell und stark glänzend
(◨ Abb. 7.14).
▬ **Herkunft**: Niere
▬ **Erkrankung**: nephrotisches Syndrom

◨ **Abb. 7.14** Fettkörnchenzellen

■ **Virusinfizierte Zellen**
■ ■ **Beispiel: Decoy-Zellen (Lockvogelzellen) –
NW: keine**
Die mit dem Polyomavirus infizierte Tubuluszelle/
Urothelzelle heißt Decoy-Zelle. Lockvogelzelle
(Decoy-Zelle) heißt sie deshalb, weil sie schnell mit
atypischen Zellen verwechselt werden kann.
Morphologie: Epithel mit vergrößertem milch-
glasartigen Kern, Chromatin ist ungleich verteilt und
liegt verdichtet an der Kernmembran (◨ Abb. 7.15).
▬ **Herkunft**: Nierengewebe und Urothel vom
Nierenbecken bis Ureter
▬ **Erkrankung**: Infektion mit Polyomavirus bei
geschwächtem Immunsystem, wichtig bei
Nierentransplantation

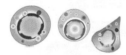

◨ **Abb. 7.15** Decoy-Zellen

❶ **Cave**
In einer älteren Urinprobe können Decoy-
Zellen von alten Leukozyten/Nierenepithelien
nur schlecht unterschieden werden.

7.3.1 **Exkurs: Zellbeschreibung**

■ **Kriterien**
Es ist zum Teil sehr schwierig, die kleinen Epithelien
zu erkennen und zu unterscheiden. Wenn Probleme
in der Zuordnung bestehen oder die Zellen atypisch
aussehen, kann man eine Zellbeschreibung vorneh-

men. Dabei sollten folgende Kriterien beschrieben
werden:
▬ Lage: einzeln/im Verband (◨ Abb. 7.16)
▬ Anisozytose (Größenunterschiede) der Zellen
(◨ Abb. 7.17)
▬ Kern-Zytoplasma-Verhältnis (◨ Abb. 7.18)
▬ Kerngestalt/Nukleolen/Chromatin
(◨ Abb. 7.19)
▬ Zellgröße/Kerngröße (◨ Abb. 7.20)
▬ Einschlüsse: Vakuolen, Granula, Sonstiges
(◨ Abb. 7.21)

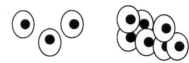

◨ **Abb. 7.16** Lage: einzeln/im Zellverband

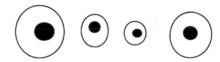

◨ **Abb. 7.17** Anisozytose der Zellen

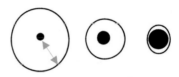

◨ **Abb. 7.18** Kern-Zytoplasma-Verhältnis

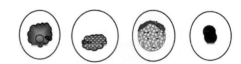

◨ **Abb. 7.19** Kerngestalt/Nukleolen/Chromatin

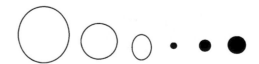

◨ **Abb. 7.20** Zellgröße/Kerngröße

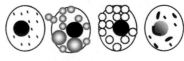

◨ **Abb. 7.21** Einschlüsse: Vakuolen, Granula, Sonstiges

7.3.2 Exkurs: morphologische Kriterien alter Zellen bzw. Epithelien

Eine sich auflösende alternde Zelle (wie z. B. Leukozyten und Epithelien) kann ein einzelnes morphologisches Merkmal oder mehrere verschiedene Merkmale aufweisen (◘ Abb. 7.22). Typische Merkmale sind:

- Der Zellkern ist nicht mehr eindeutig zu erkennen.
- Die Übergänge zwischen Zellkern und Zytoplasma wirken verschwommen.
- Das Zytoplasma wirkt faltig.
- Das Zytoplasma kann von einer bzw. mehreren Vakuolen durchsetzt sein.
- Die Zellkontur ist unregelmäßig und erscheint ausgefranst.
- Die Zellkontur wirkt wie aufgequollen.
- Eine oder mehrere Alterungsblasen umgeben den äußeren Zellrand und/oder überlagern die Zelle.

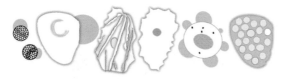

◘ **Abb. 7.22** Morphologische Kriterien alter Zellen

7.4 Zylinder

Morphologie: zylindrisch geformte Gebilde mit scharfen Konturen und abgerundeten Enden in sehr unterschiedlicher Breite und Länge.

Zylinder bestehen aus einem großmolekularen Protein, dem Tamm-Horsfall-Protein oder Uromodulin. Dieses Glykoprotein wird in der Niere von den Tubuluszellen in die Tubuli abgegeben. Je nach Konzentration und pH-Wert des Urins aggregiert es und fällt aus. Entsprechend dem Tubulusdurchmesser formen sich die Zylinder in unterschiedlicher Breite (◘ Abb. 7.23).

Besteht ein Zylinder nur aus dem Tamm-Horsfall-Protein, so sprechen wir von einem hyalinen Zylinder. Die Ein- bzw. Anlagerung von Zellen wie Erythrozyten, Leukozyten, Epithelien oder auch Fettpartikeln etc. in die Proteinsubstanz ist möglich. Im alkalischen Urin lösen sich die Zylinder schnell auf.

Zylinder entstehen im distalen Tubulus der Niere und weisen auf Nierenerkrankungen hin. Ausnahmen bilden die hyalinen und granulierten Zylinder, die differenzialdiagnostisch keine Bedeutung haben. Sie können bei Fieberzuständen, schweren Allgemeinerkrankungen und bei Nierenerkrankungen, aber auch bei Gesunden nachgewiesen werden.

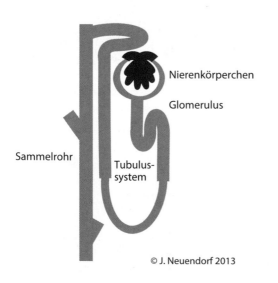

© J. Neuendorf 2013

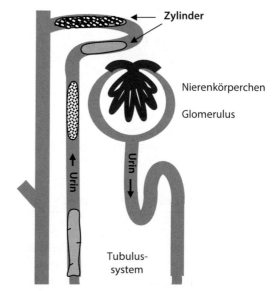

◘ **Abb. 7.23** Nephron. Ausschnitt: distaler Tubulus mit Zylinder

Wird in einer Urinprobe eine Proteinurie nachgewiesen, sollte bei der mikroskopischen Urinsedimentuntersuchung auf eine Zylindurie geachtet werden. Mit dem 10er-Objektiv mustert man das Präparat auf Zylinder durch. Der Zylindertyp wird mit dem 40er-Objektiv identifiziert.

> **Folgende Zylindertypen werden hier dargestellt:**
> - Hyaline Zylinder
> - Granulierte Zylinder
> - Wachszylinder
> - Epithelzylinder
> - Erythrozytenzylinder
> - Leukozytenzylinder
> - Fett- oder Lipidzylinder und Fettkörnchenzellzylinder
> - Hämoglobin- und Myoglobinzylinder
> - Bakterienzylinder
> - Pseudozylinder oder Schleimfäden

- **Hyaline Zylinder – NW: vereinzelt**

Morphologie: farblos, matt-durchsichtig, vereinzelt kleine Pünktchen/faserige Strukturen, sonst inhaltslos, unterschiedliche Länge und Dicke. Um sie nicht mit Schleimfäden zu verwechseln, achtet man auf durchgehende Seitenkanten und darauf, dass beide Enden des Zylinders abgerundet und nicht ausgefranst sind (◻Abb. 7.24).

Im Hellfeld werden die hyalinen Zylinder schnell übersehen, weil sie sehr transparent sind. Im Phasenkontrast sind sie leicht zu erkennen.

– **Erkrankung**: Fieber, Nierenerkrankung, körperliche Anstrengung

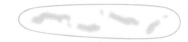

◻ **Abb. 7.24** Hyaliner Zylinder

- **Granulierte Zylinder – NW: keine**

Morphologie: feine oder grobe, nicht kristalline Granula, Größe des Zylinders variiert sehr stark, Granula müssen nicht über den ganzen Zylinder verteilt sein. Die Granula bestehen aus Plasmaproteinen (◻Abb. 7.25).

❶ Cave

Zylindrische Ansammlungen von amorphen Kristallen dürfen nicht mit granulierten Zylindern verwechselt werden!

– **Erkrankung**: schwere Allgemeinerkrankung, Nierenerkrankung

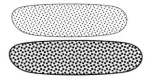

◻ **Abb. 7.25** Granulierte Zylinder

- **Wachszylinder – NW: keine**

Morphologie: lichtbrechend, transparent, wachsartig. Typisch sind ausgeprägte, etwas kantig wirkende Enden und die seitlichen Einkerbungen. Wachszylinder bestehen aus denaturierten Plasmaproteinen. Im Hellfeld erscheint die Kontur des Wachszylinders wie mit einem Bleistift gezeichnet und ist im Gegensatz zum hyalinen Zylinder im Hellfeld nicht zu übersehen (◻Abb. 7.26).

– **Erkrankung**: schwere Nierenerkrankung

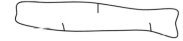

◻ **Abb. 7.26** Wachszylinder

- **Nierenepithelzylinder – NW: keine**

Morphologie: Eingelagerte Nieren- bzw. Tubulusepithelien sind nur sehr schwer zu erkennen.

Es ist nicht leicht, einen Epithelzylinder von einem Leukozytenzylinder zu unterscheiden. In den European Urinanalysis Guidelines wird deshalb empfohlen, im Zweifelsfall im Befund nur allgemein auf einen Zellzylinder hinzuweisen. Der Kern des Epithels sieht eher rund und etwas heller aus als der Kern eines Granulozyten, der dunkler und segmentiert ist (◻Abb. 7.27).

– **Erkrankung**: akutes Nierenversagen, Tubulusschädigung

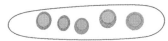

◻ **Abb. 7.27** Nierenepithelzylinder

7

■ **Erythrozytenzylinder – NW: keine**

Morphologie: farblos bis gelbbraun, beinhalten teilweise sehr viele, teilweise auch nur wenige Erythrozyten. Gut zu erkennen sind kleine durchsichtige und runde Zellen. Die Größe des Zylinders variiert sehr (◘ Abb. 7.28). Das Vorkommen spricht für eine renale Hämaturie.

━ **Erkrankung**: interstitielle Nephritis, Glomerulonephritis

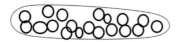

◘ **Abb. 7.28** Erythrozytenzylinder

■ **Leukozytenzylinder – NW: keine**

Morphologie: dunkle, grießige Zellen, Größe des Zylinders und Menge der Leukozyten stark variierend, die vielen Leukozyten überdecken die Kontur des Zylinders.

❯❯ **Merke:** Während in einem Leukozytenzylinder aufgrund der hohen Packungsdichte die Zellen kleiner wirken, erscheinen die in einem Haufen locker zusammengefügten Leukozyten größer.

Während kleine durchsichtige und runde Zellen für einen Ec-Zylinder typisch sind, erkennt man den Lc-Zylinder an den etwas größeren Zellen mit ihrer dunklen und körnigen Oberfläche (◘ Abb. 7.29).

━ **Erkrankung**: Pyelonephritis

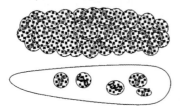

◘ **Abb. 7.29** Leukozytenzylinder

■ **Fett- oder Lipidzylinder und Fettkörnchenzellzylinder – NW: keine**

Morphologie **Fettzylinder**: gefüllt mit stark aufleuchtenden, unterschiedlich großen Fetttropfen. Fett kann schnell und gut mit Scharlachrot bzw. Sudan IV zum besseren Erkennen gefärbt werden.

Morphologie **Fettkörnchenzellzylinder**: Im Inneren befinden sich Fettkörnchenzellen, also runde, mit Fett bepackte Tubulusepithelien. Je mehr Fett einlagert ist, desto schlechter erkennt man die Epithelzelle (◘ Abb. 7.30).

━ **Erkrankung**: nephrotisches Syndrom

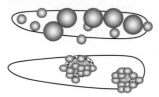

◘ **Abb. 7.30** Fett- oder Lipidzylinder und Fettkörnchenzellzylinder

■ **Hämoglobin- und Myoglobinzylinder – NW: keine**

Morphologie: gelbliche bis braunrote Hämoglobinzylinder mit granulärem Erscheinungsbild. Es ist sehr schwer, diese beiden Zylindertypen zu unterscheiden. Vorkommen bei Hämoglobinurie bzw. Myoglobinurie (◘ Abb. 7.31).

❗ **Cave**
Bei einer Muskelverletzung ist die Creatinkinase im Serum erhöht.

━ **Erkrankung**: Hämolyse, schwere Muskelverletzung

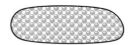

◘ **Abb. 7.31** Hämoglobin- und Myoglobinzylinder

■ **Bakterienzylinder – NW: keine**

Morphologie: im Zylinder eingebettete Bakterien, im Phasenkontrast gut zu erkennen (◘ Abb. 7.32).

━ **Erkrankung**: schwerer bakterieller Harnwegsinfekt mit Nierenbeteiligung (Pyelonephritis)

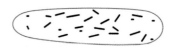

◘ **Abb. 7.32** Bakterienzylinder

■ **Schleimfäden (Pseudozylinder)**

Morphologie: breite und/oder schmale, ungeordnete faserige Strukturen, die an den Enden (im Gegensatz zu Zylindern) keine durchgehenden Konturen aufweisen. In den Schleimfäden verfangen sich oft Zellen, Bakterien und Kristalle (■ Abb. 7.33). Sie bestehen aus dem Tamm-Horsfall-Protein. Im Befund werden Schleimfäden nicht notiert.

❶ Cave
Pseudozylinder sollen von hyalinen Zylindern unterschieden werden.

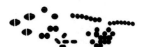

■ **Abb. 7.33** Schleimfäden (Pseudozylinder)

7.5 Mikroorganismen
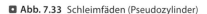

■ **Bakterien – NW: (+) bis +**
Morphologie: rund und länglich geformt.
Wie ■ Abb. 7.34 und ■ Abb. 7.35 zeigen, sind Bakterien sehr klein und sehr vielgestaltig. Im Nativpräparat erkennt man Bakterien auch an ihrer zum Teil auftretenden Eigenbeweglichkeit und an ihrer eher abgerundeten und nicht aufleuchtenden Kontur. Sie können somit von kleinen aufleuchtenden amorphen Salzen unterschieden werden.

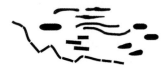

■ **Abb. 7.34** Runde Bakterien (Kokken)

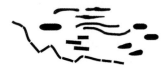

■ **Abb. 7.35** Längliche Bakterien (Stäbchen)

Bakterien liegen einzeln, in Ketten und/oder in Haufen vor.
Im Urinsedimentbefund wird nicht auf die Bakterienform eingegangen, sondern nur auf die Quantität! Die Spezifizierung der Erreger ist Aufgabe der Mikrobiologie.
Beim Stehenlassen des Urins vermehren sich die Bakterien sehr rasch: In 20 min verdoppelt sich die Keimzahl! Wenn die Urinprobe bis zur Unter-

suchung länger als 2 h stehen muss, sollte sie verschlossen im Kühlschrank aufbewahrt werden.
━ **Erkrankung**: Harnwegsinfekt

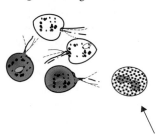

■ **Abb. 7.36** Trichomonaden. *Pfeil:* Leukozyt zum Vergleich

■ **Trichomonaden (Flagellaten) – NW: keine**
Morphologie: rundlich-ovale bis birnenförmige Gestalt mit 4 Geißeln, etwas größer als Leukozyten.
Mikroskopisch erkennt man Trichomonaden im frischen Urin daran, dass sie schnell durch das Gesichtsfeld wandern. Im Phasenkontrastmikroskop sieht man gut die Geißeln, mit denen sie sich fortbewegen. Das Innere der Trichomonade sieht im Gegensatz zu einem segmentkernigen Leukozyten eher homogen aus. Das Zytoplasma kann zahlreiche Granula enthalten (■ Abb. 7.36).
Bei Degeneration erscheinen Trichomonaden eher rund und können Vakuolen aufweisen. Sie können nur im ganz frischen und noch warmen Urin sicher beurteilt werden, da sie sich beim Erkalten nicht mehr bewegen und dann sehr schwer von Leukozyten oder Übergangsepithelien zu unterscheiden sind.
━ **Erkrankung**: Trichomonadeninfektion durch den Parasiten Trichomonas vaginalis; die Infektion gehört zu den sexuell übertragbaren Erkrankungen.

■ **Schistosoma-haematobium-Eier – NW: keine**
Morphologie **Eier**: mit einer Länge von 140 bis 150 μm und einer Breite von 40 bis 70 μm handelt es sich um sehr große Eier mit einem typischen Endstachel (■ Abb. 7.37). Die großen Schistosoma-Eier sind mikroskopisch schon sehr gut in der 100-fachen Vergrößerung zu erkennen.
Bei Ausscheidung der Schistosoma-Eier kann es gleichzeitig zu einer Leukozyturie und eumorphen Hämaturie und zur vermehrten Ausscheidung von Übergangsepithelien kommen. Für einen sicheren

Nachweis der Eier empfiehlt es sich, keinen Mittelstrahl, sondern die letzte Urinstrahlportion zu verwenden. Die Urinprobe zwischen 10 und 14 Uhr gewinnen, da dies generell der Zeitraum mit der höchsten Eiausscheidung ist. Den Urin vor Licht schützen, um das Schlüpfen der Larven zu verhindern.

- **Erkrankung:** Erreger der Blasen- oder Urogenitalbilharziose (Schistosomiasis), Trematodeninfektion (Trematoden = Saugwürmer). Die Bilharziose zählt zu den Tropenkrankheiten, d. h., sie verbreitet sich hauptsächlich in Binnengewässern tropischer und subtropischer Gebiete. Hier besteht Infektionsgefahr bei Kontakt mit Binnengewässern.

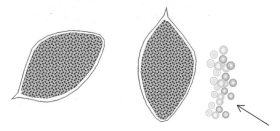

◘ Abb. 7.37 Schistosoma-haematobium-Eier. *Pfeil:* eumorphe Erythrozyten zum Vergleich

- **Enterobius-vermicularis-Eier – NW keine**

Morphologie **Eier:** 20–30 μm breit und bis 50–60 μm lang; mit 2-schichtigem Rand. Eier sind oval geformt, farblos, mit einer typisch abgeflachten Seite. Larve teilweise gut sichtbar (◘ Abb. 7.38).

- **Erkrankung:** Wurm- oder Madenbefall (Enterobiasis oder Oxyuriasis). Der Madenwurm (Oxyuris vermiculatis) zählt zu den am weitesten verbreiteten parasitären Erkrankungen. Aufgrund einer Verunreinigung bzw. mangelnder Hygiene gelangen die Eier in den Urin.

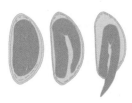

◘ Abb. 7.38 Enterobius vermicularis-Eier – unterschiedliche Entwicklungsstadien

- **Hefepilze – NW: keine**

Morphologie **Hefezellen:** Im Hellfeld erscheinen Hefezellen farblos, im Phasenkontrast sind sie von heller Farbe. Ihre Form kann rund, oval bis länglich sein. Hefezellen besitzen einen Zellkern, der manchmal in der 400-fachen Vergrößerung zu erkennen ist. Die Hefezellen liegen häufig zu zweit in unterschiedlicher Größe zusammen und weisen die typische „Mutter-Kind-Stellung" auf. Hefezellen sind meistens etwas kleiner als Erythrozyten. Es ist schwer, einzelne Hefezellen von Erythrozyten zu unterscheiden (◘ Abb. 7.39).

Morphologie **Pilzfäden:** Hierbei handelt es sich um mehrere aneinanderliegende schlauchartige Gebilde (Pseudohyphen), die sich zu einem längeren Pseudomyzel mit den typischen Quersepten formen. Sie können sehr lang (100 μm) werden, sich verzweigen und ein Geflecht bilden. Alte Pilzfäden verlieren die schlauchartige Struktur und sind von dickeren Schleimfäden oder fadenförmigen Bakterien nicht zu unterscheiden (◘ Abb. 7.39).

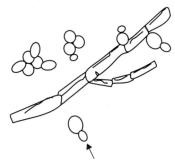

◘ Abb. 7.39 Hefezellen und Pilzfäden. *Pfeil:* „Mutter-Kind-Stellung"

Morphologie **Chlamydosporen:** Chlamydosporen finden sich selten im Urinsediment. Hierbei handelt es sich um Dauerüberlebensformen, die nur ausgebildet werden, wenn das Nährstoffangebot für den Hefepilz nicht optimal ist. Chlamydosporen wachsen an einem Pseudomyzel, können in einem Nativpräparat aber auch etwas abseits vom Pilzfaden liegen. Chlamydosporen sind etwas größer als Erythrozytenschatten (Verwechslungsgefahr!) (◘ Abb. 7.40).

- **Erkrankung:** Pilzinfektion, häufig bei Diabetikern, nach Antibiotika-Therapie und bei immungeschwächten Personen

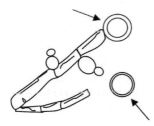

7.6 Kristalle

In Abhängigkeit von Konzentration, pH-Wert und Temperatur fallen Kristalle im Urin in kleineren oder größeren Mengen aus. In einer Morgenurin-probe kann eher eine Kristallurie nachgewiesen werden als in einer Spontanurinprobe. Die Formen der verschiedenen Kristalle sind sehr vielseitig und mikroskopisch gut zu erkennen. Es gibt einige pathologische Kristalle, die sicher von den nicht-pathologischen Kristallen unterschieden werden müssen. Manche Kristalle entstehen durch Aus-scheidungen von Medikamenten im Urin.

Eine Kristallurie kann ein Hinweis auf eine Uro-lithiasis sein. Die am häufigsten vorkommenden Harnsteinarten sind:

- Calciumoxalatsteine (Whewellit und Weddellit),
- Calciumphosphatsteine (Apatit/Brushit),
- Ammonium-Magnesium-Phosphat-Steine (Tripelphosphate führen zum Infektstein/ Struvit),
- Harnsäuresteine (Uricit).

Die hier aufgelisteten Harnsteinarten kommen häufig gemischt vor.

Seltenere Harnsteinarten sind z. B.:

- Zystinsteine,
- 2,8-Dihydroxyadenin-Steine,
- Xanthinsteine.

Neben der Kristallurie sind für die Diagnostik einer Urolithiasis weitere Urinbefunde wie pH-Wert, Protein, Nitrit, spezifisches Gewicht, Leukozyten und Erythrozyten von Bedeutung.

Im Folgenden werden nur die wichtigsten Kristalle aufgeführt.

Zystin, Leucin, Tyrosin und Cholesterin gelten als pathologische Kristalle und weisen auf schwere Leberschädigung oder Eiweißstoffwechselstörung hin. Zystin ist von besonderer Bedeutung, weil Zystinurien beweisend sind für eine genetische Rückresorptionsstörung bezüglich verschiedener Aminosäuren. Das Vorkommen dieser Kristalle ist eher selten.

- **Zystin – NW: keine**

Morphologie: farblose, sechseckige Form mit teil-weise unregelmäßigen Seiten, dünne Scheiben, teil-weise einzeln und teilweise übereinanderliegend. In älteren Urinproben können Zystinkristalle eine bräunliche Farbe annehmen, und die typische hexa-gonale Kontur ist nur noch teilweise bis gar nicht mehr zu erkennen. Urin-pH sauer (◨ Abb. 7.41). Die Identifizierung dieser Kristalle hat eine wichtige klinische Bedeutung und ist beweisend für eine Zys-tinurie.

- **Erkrankung**: Zystinurie (erbliche Stoffwech-selerkrankung mit tubulärer Rückresorptions-störung für Zystin, Arginin, Ornithin und Lysin – nur die Aminosäure Zystin kristallisiert bei saurem Urin-pH-Wert aus), Zystinsteine

❶ **Cave**
Nur frische Urinproben verwenden, denn die in älteren Urinproben morphologisch veränderten Zystinkristalle können anderen runden braunen Kristallen wie z.B. Ammoniumurat ähneln.

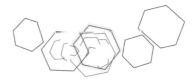

◨ **Abb. 7.41** Zystin

- **Leucin – NW: keine**

Morphologie: braungelbe Farbe, Kugeln mit radia-ler Streifung, Urin-pH sauer (◨ Abb. 7.42).

❶ **Cave**
Leucin kommt nur sehr selten vor und darf nicht mit Ammoniumurat verwechselt werden!

- **Erkrankung**: schwerer Leberschaden

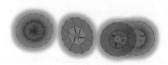

■ **Abb. 7.42** Leucin

■ **Tyrosin – NW: keine**

Morphologie: sehr selten, im sauren Harn, glänzende, farblose bis gelb-braune, hauchdünne Nadeln, einzeln oder zusammen liegend (Nadelbüschel), zum Teil auch intrazellulär in Leukozyten. Die von den Nadeln durchstochenen Leukozyten sind im Hellfeld besonders gut zu erkennen. Neben Tyrosinausscheidungen können auch gleichzeitig gelb leuchtende Bilirubinablagerungen (Körnchen oder kurze Nadeln) differenziert werden (■Abb. 7.43).

> ⊗ **Cave**
> Tyrosin kann mit unspezifischen kristallinen Nadeln verwechselt werden!

▬ **Erkrankung**: schwere Lebererkrankung

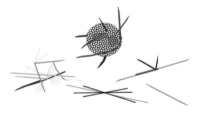

■ **Abb. 7.43** Tyrosinnadeln – auch intrazellulär im Leukozyten

■ **Cholesterin – NW: keine**

Morphologie: kleine oder größere farblose, eckige Tafeln mit eckigen Aussparungen, meist übereinanderliegend, pH-unabhängig, Cholesterinkristalle leuchten nicht auf und haben typische kantige Konturen (■Abb. 7.44).

▬ **Erkrankung**: Nierenerkrankung

Im Folgenden werden amorphe Salze und Kristalle beschrieben, deren Auftreten einerseits von der Ernährung abhängig ist (z. B. Ca-Oxalate bei Genuss von Tomaten und Rhabarber), andererseits aber auch pathologisch bedingt sein kann (z. B. Hyperoxalurien, Hyperurikämien, etc.).

■ **Im sauren Urin**

■■ **Urate oder amorphe Harnsäuresalze**

Morphologie: braune amorphe Salze, ähneln Sandkörnchen, können ganz vereinzelt oder dicht geballt im Haufen liegen und Zylinder vortäuschen. Wenn Urate in großer Menge vorkommen, ist das Urinsediment rotbraun gefärbt (Ziegelmehlsediment) (■Abb. 7.45).

Urate unterscheiden sich von amorphen Erdalkaliphosphaten durch die Farbe und den pH-Wert. Die Farbe kann nur im Hellfeld bestimmt werden.

▬ **Erkrankung**: Fieber, Gicht

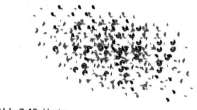

■ **Abb. 7.45** Urate

■■ **Harnsäurekristalle**

Morphologie: gelblich bis rotbraun aufleuchtend, in unterschiedlicher Größe, sehr vielgestaltig, Formen wie Rosetten, rhombische Tafeln, Wetzsteine, Hanteln, Tonnen, Stäbchen (■Abb. 7.46).

▬ **Erkrankung**: erhöhte Harnsäurekonzentration bei Gicht, zytostatischer Therapie, Fieber

■ **Abb. 7.46** Harnsäurekristalle

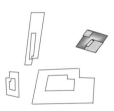

■ **Abb. 7.44** Cholesterin

●● Calciumoxalate

— Monohydrat = Whewellit = rund, oval, Sanduhrform

— Dihydrat = Weddellit = eckig/Briefkuvertform

Morphologie: im Hellfeld durchscheinend und farblos, sehr stark glänzend und lichtbrechend, im sauren bis schwach alkalischen Urin, sehr häufig Briefkuvertform, runde und ovale Form, selten als Sanduhrform vorkommend (● Abb. 7.47).

❶ Cave
Die runde Form der Ca-Oxalate nicht mit bikonkaven Erythrozyten verwechseln!

— **Erkrankung**: Ein vermehrtes Aufkommen von Ca-Oxalaten kann ein Hinweis auf eine Nephrolithiasis sein, Ethylenglykolvergiftung (Hauptbestandteil von Frostschutzmitteln)

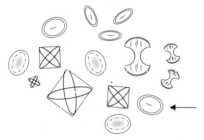

● **Abb. 7.47** Calciumoxalate. *Pfeil:* Die runde Form der Ca-Oxalate nicht mit Erythrozyten verwechseln!

■ **Im alkalischen Urin**
●● **Amorphe Erdalkaliphosphate (Tricalcium- und Trimagnesiumphosphat)**

Morphologie: weiße bis graue, kleine kristalline Sandkörnchen, einzeln und in Haufen liegend, selten als Schollen, im alkalischen oder leicht sauren Harn, nicht mit Uraten zu verwechseln. Mikroskopisch kann die Farbe nur im Hellfeld bestimmt werden! Makroskopisch hat das Sediment eine weißgraue Farbe (● Abb. 7.48).

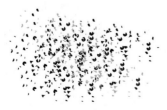

● **Abb. 7.48** Amorphe Erdalkaliphosphate

●● **Tripelphosphate oder Ammonium-Magnesium-Phosphate**

Morphologie: farblos, brillante Sargdeckelform oder selten dicke Balken sowie Dreiecksformen oder Farnkrautform. Größe stark variierend, im alkalischen und auch altem Harn häufig gemeinsam mit vielen Bakterien (● Abb. 7.49). Deshalb muss unterschieden werden, ob diese Kristalle nur mit vermehrten Bakterien (sekundäre bakterielle Verunreinigung) vorkommen oder gemeinsam mit vermehrten Leukozyten (aufgrund eines bakteriellen Harnwegsinfekts) ausgeschieden werden. Tripelphosphate entstehen durch harnstoffspaltende Bakterien (z. B. Proteus).

— **Erkrankung**: bakterieller Harnwegsinfekt und Bakteriurie mit harnstoffspaltenden Bakterien

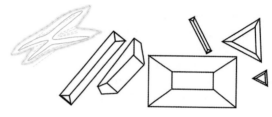

● **Abb. 7.49** Tripelphosphate

●● **Calciumphosphate**

Morphologie: eher selten vorkommende, farblose, glänzende, rechteckige oder keilförmige Kristalle, die einzeln oder fächerförmig (und selten auch in Form einer Scholle) angeordnet liegen können, alkalischer Urin (● Abb. 7.50).

— **Erkrankung**: im Rahmen eines bakteriellen Harnweginfektes und einer Bakteriurie mit harnstoffspaltenden Bakterien (z. B. Proteus)

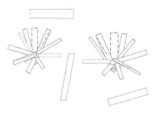

● **Abb. 7.50** Calciumphosphate

●● **Ammoniumuratkristalle**

Morphologie: gelb-braune Bälle unterschiedlicher Größe, teilweise mit kleinen Dornen, teilweise mit einer Delle in der Mitte (Biskuitform), leicht alkalischer Harn (● Abb. 7.51), Auftreten gemeinsam mit

ureasepositiven Bakterien, wie z. B. Proteus, und bei gleichzeitiger hoher Harnsäureausscheidung
▪ **Erkrankung**: im Rahmen eines bakteriellen Harnwegsinfektes und einer Bakteriurie mit harnstoffspaltenden Bakterien (z. B. Proteus)

⚠ **Cave**
Ammoniumuratkristalle darf man nicht mit Leucin verwechseln!

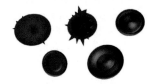

▪ **Abb. 7.51** Ammoniumuratkristalle

➤ **Hinweis: Die den Ammoniumuratkristallen ähnelnden 2,8-Dihydroxyadenin- oder Xanthinkristalle (vgl. Hesse 2009) kommen nur sehr selten vor. Die mikroskopische Differenzierung (Hellfeld- und Phasen-kontrasttechnik) dieser Kristalle ist nicht ein-deutig. 2,8-Dihydroxyadenin und Xanthin-kristalle können infrarotspektroskopisch nachgewiesen werden.**

▪ **Medikamentenkristalle**
Das Auftreten von seltenen und atypischen Kris-tallen kann auch durch Medikamente bedingt sein. Die Zuordnung, um welches Medikament es sich handeln könnte, ist schwierig, weil Medikamenten-kristalle in unterschiedlichen Formen auskristal-lisieren. Wichtig ist, eine atypische Kristallisations-form im Befund festzuhalten, weil auch eine ver-mehrte Ausscheidung von Medikamentenkristallen nierenschädigend sein kann. Zum Beispiel sind Sulfonamide, Amoxicillin und Indinavir typische Medikamente, die eine Kristallurie verursachen können.

7.7   Sonstige Sedimentbestandteile

▪ **Spermien**
Morphologie: heller und transparent wirkender Kopf, oval bis rund geformt, langer dünner und dunkler Schwanz, liegen einzeln oder in Haufen (▪ Abb. 7.52).

Die noch vitalen Spermien bewegen sich schlän-gelnd durch das Gesichtsfeld. Übersieht man den Schwanz, so sind die Spermienköpfe teilweise schwer von Hefezellen zu unterscheiden. Im Pha-senkontrast leuchtet der Kopf deutlich auf.

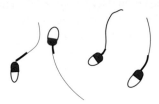

▪ **Abb. 7.52** Spermien

▪ **Lipidpartikel**
Morphologie: runde Lipidtropfen stark brillierend, in unterschiedlichen Größen, einzeln oder gehäuft, sowohl extrazellulär als auch intrazellulär (z. B. Fett-körnchenzelle, Lipidzylinder, Fettkörnchenzellzy-linder).
Zudem kristallisiert Cholesterin zu Choles-terinkristallen.
▪ Erkrankung: Nierenerkrankung mit starker Proteinurie und Lipidurie

⚠ **Cave**
Runde Fettpartikel können als Artefakte auch durch Benutzung von Salben und Zäpfchen im Urin vorkommen.

7.8   Artefakte

Artefakte stammen aus
▪ Materialien zur Herstellung des Nativprä-parats (Objektträger, Deckglas und Hand-schuhe),
▪ dem umgebenden Milieu (Luft mit Staub und Pollen),
▪ der Probengewinnung: Fasern der Kleidung des Patienten, Verunreinigung wie Fäkalien (vor allem bei bettlägerigen Patienten), fett-haltige Salben, Zäpfchen, Patientenhaare.

Außerdem kann eine unsachgemäße Herstellung des Nativpräparates zu Artefakten (Luftblasen, ver-dreckte Deckgläser und Objektträger) führen.

❶ Cave

Das sichere Erkennen und Zuordnen von Artefakten ist wichtig, um diese von pathologischen Urinsedimentbestandteilen wie Erythrozyten, Zylindern, Cholesterin etc. unterscheiden zu können!

Anmerkung: Auf den folgenden Seiten sind verschiedene Artefakte aufgelistet. In ► Teil 2 10.12 finden Sie die Gegenüberstellung von Artefakten und Urinsedimentbestandteilen.

■ Fetttropfen

❶ Cave

Das sichere Erkennen von **Fetttropfen** ist wichtig, um diese nicht mit **Erythrozyten** zu verwechseln!

Fetttropfen im Urin sind runde, sehr stark lichtbrechende Gebilde. Durch ihre hohe Lichtbrechung und ihre unterschiedliche Größe kann man sie von Erythrozyten unterscheiden (■ Abb. 7.53a).

Sieht man im Urinsediment neben den Fetttropfen keine Fettkörnchenzellen oder Fettzylinder, so können diese auch durch fetthaltige Salben oder Zäpfchen verursacht worden sein (■ Abb. 7.53b–c).

Der Fetttropfen verändert sich sehr stark in seiner Helligkeit und seiner Leuchtkraft, wenn man die Mikrometerschraube bedient.

■ Luftblasen

❶ Cave

Das sichere Erkennen von **Luftblasen** ist wichtig, um diese nicht mit **Erythrozyten** zu verwechseln!

Wenn das Nativpräparat nicht sachgemäß hergestellt wird bzw. wenn das Präparat schon älter ist und „Luft gezogen hat", können zahlreiche, unterschiedlich große Luftblasen zu sehen sein. Luftblasen sind weniger stark lichtbrechend als Fetttropfen (■ Abb. 7.54).

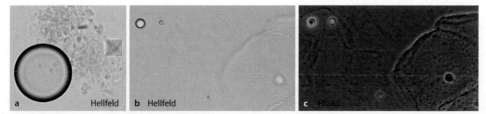

■ **Abb. 7.53a–c** Fetttropfen. **a** großer Lipidtropfen; **b** und **c** kleine Lipidtropfen

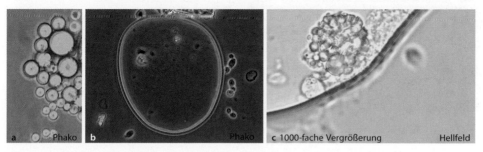

■ **Abb. 7.54** Luftblasen. **a** kleine Luftblasen; **b** große Luftblase, **c** Fettkörnchenzelle am Luftblasenrand

7

■ Glassplitter

❶ **Cave**
Artefakte wie **Glassplitter** dürfen nicht mit **Cholesterin** verwechselt werden!

Auf den Objektträgern und Deckgläschen befinden sich häufig kleinste Glassplitter (◘ Abb. 7.55).

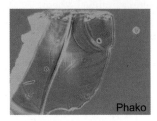

◘ **Abb. 7.55** Glassplitter

■ Fasern, Staub, Haare

❶ **Cave**
Artefakte wie **Fasern, Staub, Haare, Schuppen** können **Zylinder** vortäuschen (◘ Abb. 7.56). Alle Partikel können durchscheinend farblos oder auch farbig erscheinen.

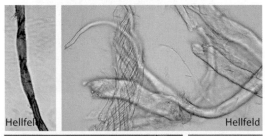
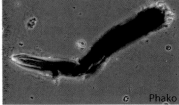
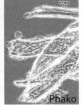

◘ **Abb. 7.56** Fasern, Staub, Haare

■ Fäkalien

❶ **Cave**
Fäkalien sind nicht mit Uraten/Harnsäure-kristallen zu verwechseln!

Vor allem im Urin von älteren und bettlägerigen Patienten können geringe Beimengungen von Fäkalien vorkommen (◘ Abb. 7.57).

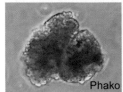

◘ **Abb. 7.57** Fäkalien

■ Pollen

❶ **Cave**
Artefakte wie Pollen können mit **Histiozyten** oder **Epithelien** verwechselt werden!

Im Frühjahr können bei offenem Fenster gehäuft Pollen im Urinsedimentpräparat zu sehen sein (◘ Abb. 7.58).

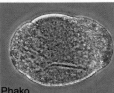

◘ **Abb. 7.58** Pollen

Anfärben von Urinsediment-bestandteilen

© Springer-Verlag GmbH Deutschland, ein Teil von Springer Nature 2019
J. Neuendorf, *Das Urinsediment*
https://doi.org/10.1007/978-3-662-57935-0_8

8.1   Färbetechniken

- **Aus dem KOVA®-System: Färbelösung (Sternheimer-Malbin-Lösung) (❑ Abb. 8.1)**
- — **Farblösung:** Äthanol, Kristallviolett, Safranin O und Ammoniumoxalat.
- — **Haltbarkeit:** Raumtemperatur, kein Filtrieren notwendig.
- — **Durchführung:** Zu 1 ml Harnsediment gibt man 1–2 Tropfen Farblösung, vorsichtig mischen; es kann sofort mikroskopiert werden.
- — **Färbeergebnis:** siehe Beipackzettel.

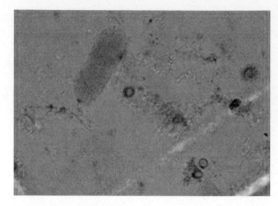

❑ **Abb. 8.1** KOVA®-Färbung

- **Fettfärbung (❑ Abb. 8.2)**
- — **Farblösung:** Sudan IV (Scharlachrot).
- — **Haltbarkeit:** Raumtemperatur.
- — **Durchführung:** Zu 1 ml Harnsediment gibt man 1–2 Tropfen filtrierte Farblösung, vorsichtig mischen; es kann sofort mikroskopiert werden.
- — **Färbeergebnis:** gelb-rote Anfärbung des Fettes.

- **Papanicolaou-Färbung (aufwendige Färbung) (❑ Abb. 8.3)**
- — Für Urinzytologie und Erythrozyten-morphologie

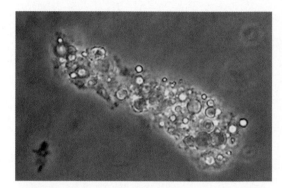

❑ **Abb. 8.2** Fettfärbung mit Sudan IV

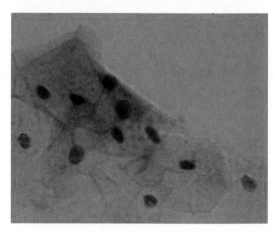

❑ **Abb. 8.3** Papanicolaou-Färbung

Zellzählung in der Fuchs-Rosenthal-Zählkammer

© Springer-Verlag GmbH Deutschland, ein Teil von Springer Nature 2019
J. Neuendorf, *Das Urinsediment*
https://doi.org/10.1007/978-3-662-57935-0_9

Für eine exakte quantitative Bestimmung der Erythrozyten und Leukozyten im Urin eignet sich die Zellzählung in der Fuchs-Rosenthal-Zählkammer. Dafür wird eine unzentrifugierte Urinprobe benötigt.

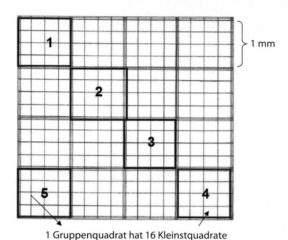

1 Gruppenquadrat hat 16 Kleinstquadrate

◘ **Abb. 9.1** Zellzählung in der Fuchs-Rosenthal-Zählkammer. (Mod. nach Rick 1990)

◘ Abb. 9.1 zeigt die Fuchs-Rosenthal-Zählkammer.

■ **Berechnung**

Ganze Kammerfläche	16 mm²	Kammerfläche eines Gruppenquadrats	1,0 mm²
Kammerhöhe	0,2 mm	Kammerhöhe	0,2 mm
Ganzes Kammervolumen	3,2 mm³ (µl)	Kammervolumen eines Gruppenquadrats	0,2 mm³ (µl)

Summe der ausgezählten Gruppenquadrate: 5

$$\frac{\text{Ausgezählte Zellen}}{\substack{\text{Ausgezählte Fläche} \times \text{Kammerhöhe} \\ [5 \times 1,0 \text{ mm}^2] \qquad [0,2 \text{ µl}]}} =$$

$$= \frac{\text{Zellzahl}}{5 \times 0,2 \text{ µl}} = \text{Zellzahl/µl Urin}$$

Durchführung der Zellzählung
- Frischen, gut durchmischten nativen Urin mit einer Tropfpipette in die Zählkammer geben
- 5 Gruppenquadrate auszählen
- Die Summe der Zellen entspricht der Zellzahl pro µl Urin

■ **Mikroskopeinstellung**
Die Kammerzählung kann sowohl im Hellfeld- als auch im Phasenkontrastverfahren durchgeführt werden.

Hellfeld-Mikroskopie Mit dem 10er-Objektiv – bei 2/3 geschlossener Aperturblende und (sofern vorhanden) ausgeklappter Kondensor-Frontlinse – ist die Ebene auf dem Gitternetz scharf einzustellen. Mit dem 40er-Objektiv kann ein Kleinstquadrat eingestellt werden.

Phasenkontrast-Mikroskopie Vorgehen wie im Hellfeld – jedoch muss die Aperturblende ganz geöffnet werden (sonst bleibt das Gesichtsfeld dunkel). Die Phasenkontrasttechnik ist sehr geeignet zum Auszählen von Zellen in einer Zählkammer.

Die Auszählung der Zellen erfolgt in den 5 Gruppenquadraten mit dem 10er- oder 40er-Objektiv. Die Summe der ausgezählten Erythrozyten bzw. Leukozyten wird (ohne weitere Berechnung) pro µl Urin angegeben:

■ **Normalbereich**
- bis 10 Leukozyten/µl
- bis 3 Erythrozyten/µl

9.1   Exkurs: Fuchs-Rosenthal-Zählkammer

Die Fuchs-Rosenthal-Zählkammer eignet sich vor allem für die Auszählung von Untersuchungsflüssigkeiten mit geringen Zellmengen, weil sie eine Kammerhöhe von 0,2 mm hat und somit doppelt so hoch ist wie andere Kammern (◘ Abb. 9.2).

■ **Aufschieben des Deckgläschens**
Das Deckglas mit etwas Aqua dest. anfeuchten und mit leichtem Druck der Daumen über die Außen-

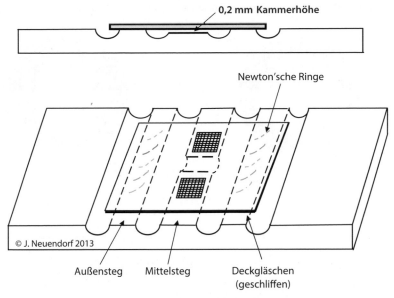

0,2 mm Kammerhöhe

Newton'sche Ringe

© J. Neuendorf 2013

Außensteg   Mittelsteg   Deckgläschen
(geschliffen)

◪ **Abb. 9.2** Zählkammer: Seitenansicht und Aufsicht jeweils mit Deckgläschen

stege nach vorne schieben (◪ Abb. 9.2). Erkennt man jetzt die farbigen Newton'schen Ringe auf den Außenstegen, so kann man sicher sein, dass das Deckglas fest sitzt.

■ **Befüllen der Zählkammer**

Mit der Tropfpipette gibt man einen Tropfen Urin (gut durchmischt) zwischen Deckglas und Zählkammer. Der Tropfen muss sich exakt auf dem Mit-

telsteg verteilen. Bei Luftblasen oder zu viel Urinprobe muss die Zählkammer gesäubert und neu gefüllt werden.

■ **Auszähltechnik**

In ◪ Abb. 9.3 erkennt man, dass die rot markierten Zellen in dem Gruppenquadrat in L-Form ausgezählt werden, während die durchsichtigen Zellen nicht beachtet werden.

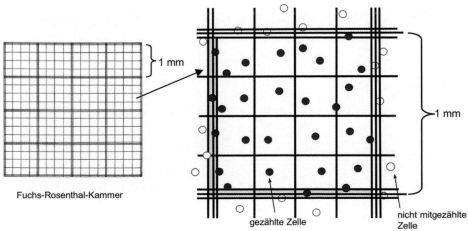

1 mm

1 mm

Fuchs-Rosenthal-Kammer

gezählte Zelle

nicht mitgezählte Zelle

◪ **Abb. 9.3** Auszähltechnik

▪ **Mikroskopischer Ausschnitt eines Gruppenquadrats/eines Kleinstquadrats (◘ Abb. 9.4; ◘ Abb. 9.5)**

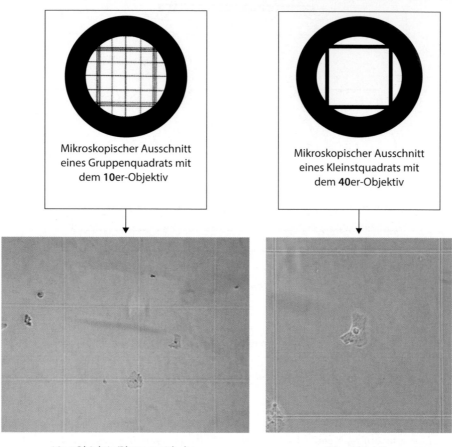

10er-Objektiv/Plattenepithelien

40er-Objektiv
im Phasenkontrast/Plattenepithel

◘ **Abb. 9.4** Mikroskopischer Ausschnitt eines Gruppenquadrats/eines Kleinstquadrats

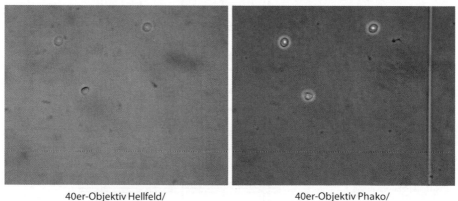

40er-Objektiv Hellfeld/
3 eumEc

40er-Objektiv Phako/
3 eumEc

◘ **Abb. 9.5** Mikroskopische Ausschnitte eines Kleinstquadrats jeweils in der Hellfeld- und der Phasenkontrastmikroskopie

Teil 2

Urinsedimentbestandteile in der Hellfeld- und Phasenkontrastmikroskopie

© Springer-Verlag GmbH Deutschland, ein Teil von Springer Nature 2019
J. Neuendorf, Das Urinsediment
https://doi.org/10.1007/978-3-662-57935-0_10

10.1   Eumorphe Erythrozyten

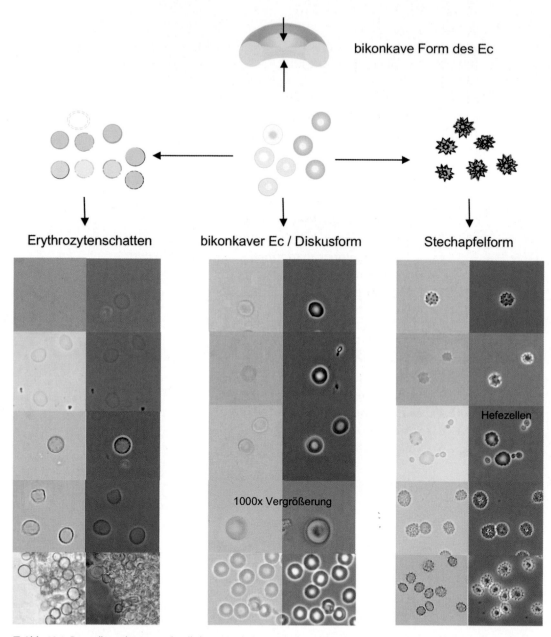

Abb. 10.1 Darstellung der unterschiedlichen morphologischen Details der eumorphen, also normalen Erythrozyten. Diese dürfen nicht mit dysmorphen Erythrozyten verwechselt werden. Die Morphologie der Erythrozyten kann besonders gut im Phasenkontrastbild wahrgenommen werden.

10.2   Hämaturie

Phako

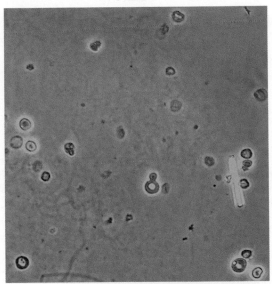

dysmorphe Erythrozyten

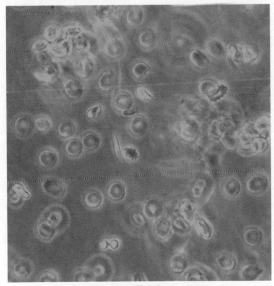

eumorphe Erythrozyten

◘ **Abb. 10.2** Generell wird eine renale Hämaturie (bzw. Erythrozyturie) mit vorwiegend dysmorphen Erythrozyten von einer postrenalen Hämaturie mit eher eumorphen Erythrozyten unterschieden. Diese Regel gilt nicht bei einem Nierentumor, der von einer eumorphen Hämaturie begleitet werden kann.

10.2.1 Erythrozytenansammlungen

Erythrozytenzylinder

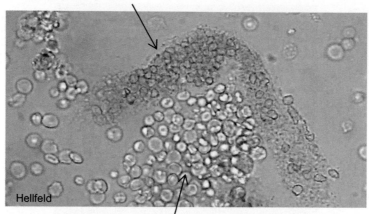

Hellfeld

Lockere Ansammlung eumorpher Erythrozyten

Koaguliertes Blut

Hellfeld   Phako

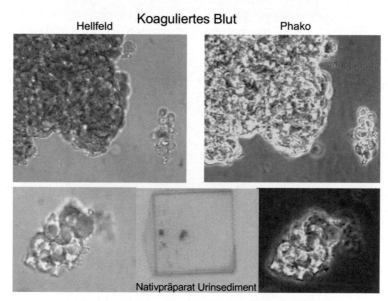

Nativpräparat Urinsediment

◻ **Abb. 10.3** Erythrozytenzylinder und lockere Ansammlung eumorpher Erythrozyten (oben), koaguliertes Blut (unten) Koaguliertes Blut im Urinsediment kann teilweise Erythrozytenzylinder vortäuschen – deshalb sollte man schon makroskopisch auf rote Verklumpungen im Urinsediment-Röhrchen und im Nativpräparat achten.

10.3 Dysmorphe Erythrozyten und Akanthozyten

Dysmorphe Erythrozyten

Ringform	Ringform gewellt	Ringform geschlitzt	Ringform mit Exo-zapfen	Ringform mit Endo-zapfen	Ringform mit Endo-kugel	Ringform mit Exokugel	Fragmen-tozyt o. Zwerg-form
○	◯	◑	◔	◉	◎	♂	⬮
◉	◉	◉	◔	◉	◉	♂	◉
○	◦◯	●	◎	◉	◎ (Hellfeld gefärbt)	◉	◉

In dieser tabellarischen Übersicht (Klassifikation vgl. Thiel 1986) werden typische dysmorphe Charakteristika dargestellt. Erythrozyten sind vorwiegend mikrozytär und somit meist kleiner als eumorphe Erythrozyten.

Die Differenzierung dysmorpher Erythrozyten kann mittels Phasenkontrasttechnik problemlos durchgeführt werden. Die Sonderform der dysmorphen Erythrozyten ist der Akanthozyt – eine Ringform mit mindestens einer typischen nach außen gerichteten Exokugel oder selten auch mit einer nach innen zeigenden Endokugel.

Akanthozyten

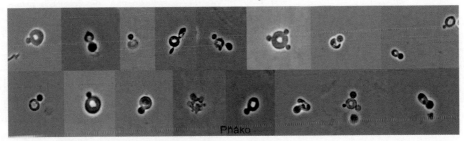

Akanthozyten haben eine oder mehrere kugelige Ausstülpungen. Sie müssen eindeutig von Stechäpfeln mit vielen kleinen spitz zulaufenden Ausstülpungen unterschieden werden.

Vergleich: Eumorphe Erythrozyten

Ec-Schatten	bikonkave / Diskusform Ec	Stechapfel-Ec

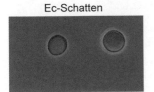 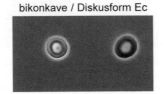 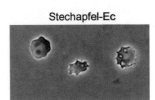

❑ **Abb. 10.4** Dysmorphe Erythrozyten und Akanthozyten im Vergleich zu eumorphen Erythrozyten

10.4   Hefezellen und Pilzfäden

Hellfeld   Phako

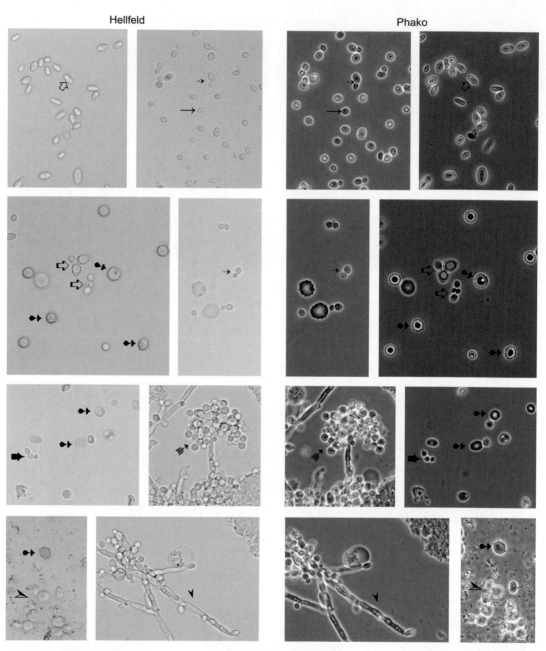

▣ **Abb. 10.5** Hefezellen können rund (⟶) bis oval (⟹) geformt sein. Im Präparat befinden sie sich einzeln, zu zweit in der „Mutter-Kind-Stellung" (eine kleinere und eine größere Hefezelle ⋯▸), in Ketten (➡) oder in Haufen (⟫⟶) und teilweise gemeinsam mit Pilzfäden (➤). Die Größe der Hefezellen variiert sehr (starke Anisozytose ⤵). Große Hefezellen (➢) verwechselt man leicht mit Erythrozyten (↠).

Fortsetzung Hefezellen und Pilzfäden

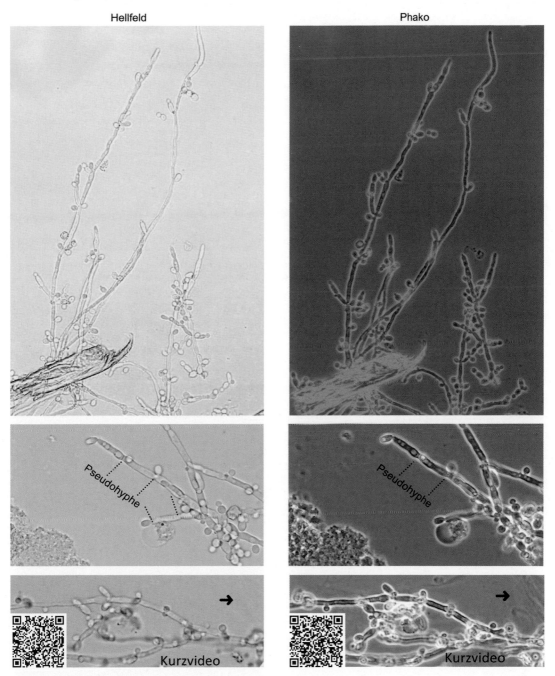

Hellfeld

Phako

Pseudohyphe

Pseudohyphe

Kurzvideo

Kurzvideo

☐ **Abb. 10.6** Pilzfäden besitzen eine doppelwandige Schlauchstruktur und sind somit von fädrigen Strukturen wie Bakterien-fäden oder Schleimfäden (➜) zu unterscheiden.

10.4.1   Hefezellen, Pilzfäden und Erythrozyten

Hellfeld

Phako

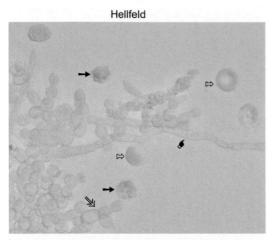
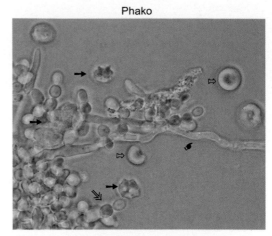

Die unterschiedlichen morphologischen Details eumorpher Erythrozyten (→ Stechapfelform, ⇨ bikonkave Form), sowie Hefezellen (⇛) und Pilzfaden (☛) in 1000-facher Vergrößerng sind hier sehr gut zu erkennen.

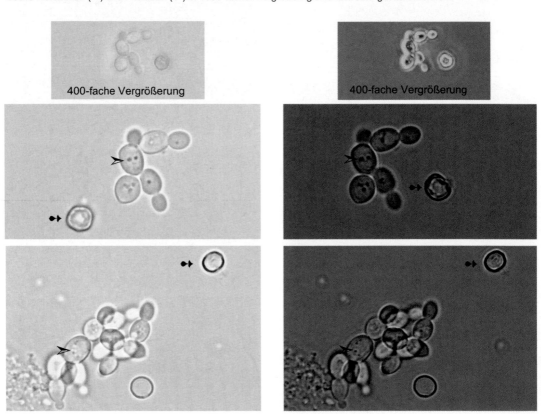

400-fache Vergrößerung

400-fache Vergrößerung

Hefezellen mit sichtbarem Zellkern und Erythrozyten (↦): Die Zellkernanteile (≻) in den Hefezellen können als dunkle Punkte in 1000-facher Vergrößerung deutlich erkannt werden.

◻ **Abb. 10.7** Hefezellen, Pilzfäden und Erythrozyten in 1000-facher Vergrößerung

10.4.2 Haufenbildung: Hefezellen und Pilzfäden

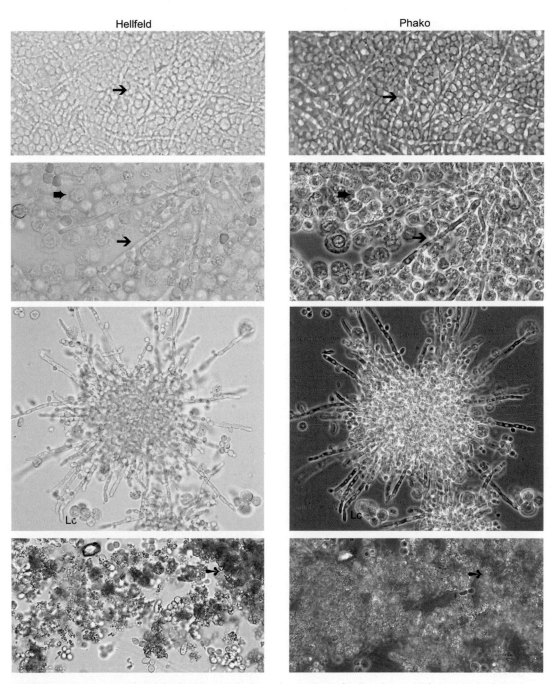

Hellfeld

Phako

◘ **Abb. 10.8** Charakteristisch sind die dicht aneinander liegenden runden Hefezellen, die von Pilzfäden (→) durchzogen werden. Makroskopisch erkennt man kleine weiße Bröckchen im Urinsediment. Zwischen Leukozyten (➡) liegen Pilzfäden. Hefezellen und amorphe Urate (➻) verdichten das Phakobild, so dass die Differenzierung nur im Hellfeld gelingt.

10.4.3   Hefezellen mit Chlamydosporen

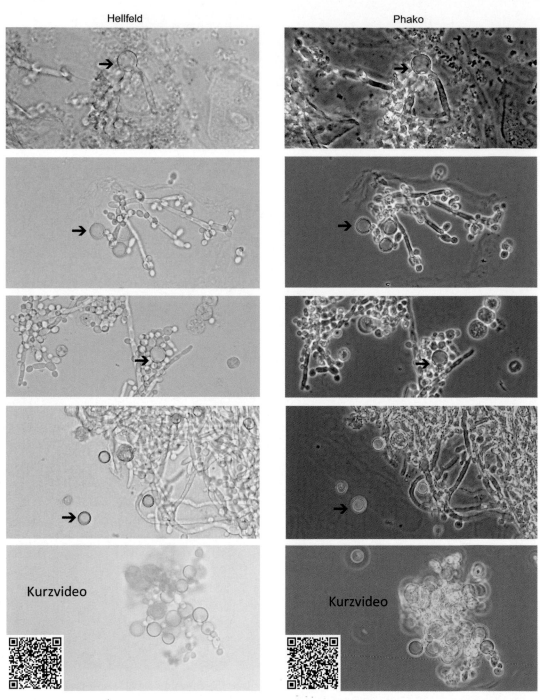

Hellfeld   **Phako**

Kurzvideo   Kurzvideo

◻ **Abb. 10.9** Chlamydospore (➜) als runde, dickdoppelwandige Scheibe, die endständig am Pseudomyzel wächst. Chlamydosporen können leicht mit Erythrozyten (Erythrozytenschatten) verwechselt werden.

10.4.4 Vergleich: Hefezellen (Mutter-Kind-Stellung) – Akanthozyten

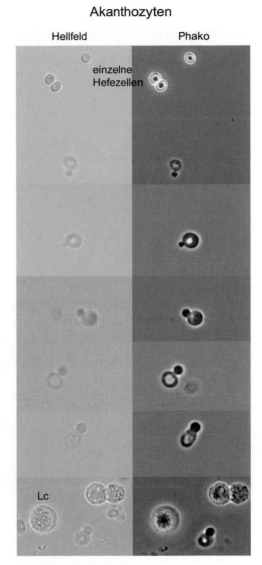

Hefezellen

Hellfeld   Phako

1000-fache Vergrößerung

Akanthozyten

Hellfeld   Phako

einzelne
Hefezellen

Lc

◘ **Abb. 10.10** Gerade die Mutter-Kind-Stellung der kugeligen Hefeform kann sehr leicht mit Akanthozyten verwechselt werden.

10.4.5 Vergleich: Pilzfäden, Schleimfäden, Bakterien

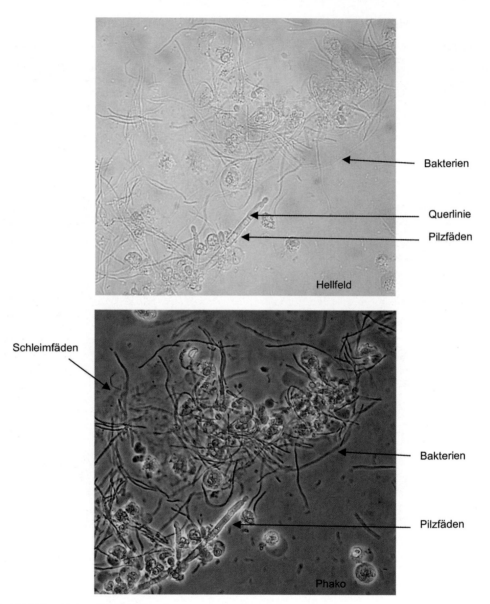

❏ **Abb. 10.11** Verschiedene längliche Formen:
– Pilzfäden bilden Schläuche, die mit Querlinien durchbrochen werden.
– Schleimfäden sind sehr bizarr und unregelmäßig und nur im Phako sichtbar.
– Lange Bakterien erscheinen als dunkle Fäden.

10.5 Leukozyten (Granulozyten)

Hellfeld   Phako

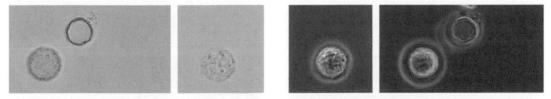

■ **Abb. 10.12** Leukozyten (Granulozyten) vom kleinzelligen Typ
Kleinzellige Leukozyten haben eine charakteristische körnige Oberfläche, sind stets größer als Erythrozyten und etwas kleiner als Nierenepithelien.

■ **Abb. 10.13** Vergleich von Leukozyten mit eumorphen Erythrozyten in 1000-facher Vergrößerung

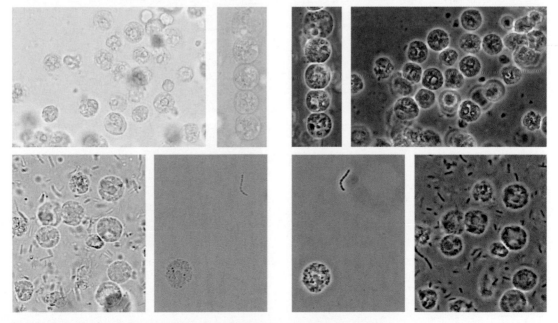

■ **Abb. 10.14** Leukozyten (Granulozyten) vom großzelligen Typ mit sichtbarem Zellkern

10.5.1   Leukozyten – länglich geformt

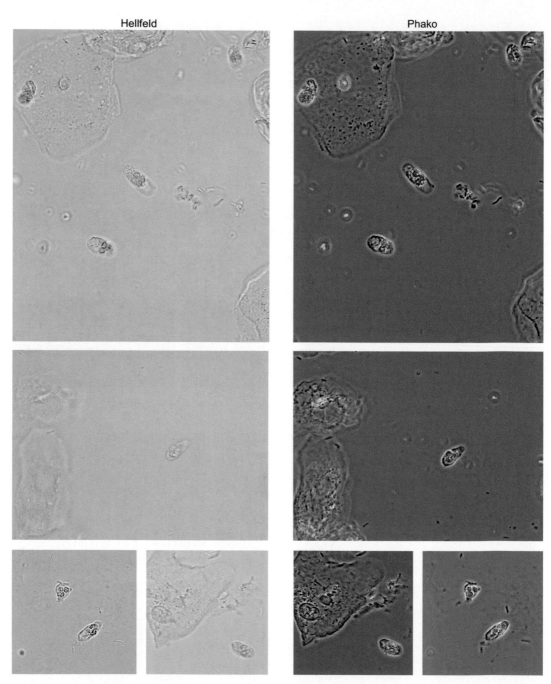

■ **Abb. 10.15** Selten: Die typisch segmentierten Leukozytenkerne in länglicher Zellform sind besonders gut im Hellfeld zu erkennen – und dürfen nicht mit tiefen Urothelzellen verwechselt werden. Zur Kontrastierung des Hellfeldbildes die Apertur-blende am Kondensor etwas schließen.

10.5.2 Vergleich: Stechapfelförmige Erythrozyten mit Leukozyten vom kleinzelligen Typ

Stechapfelförmige Erythrozyten

Hellfeld   Phako

Leukozyten - kleinzelliger Typ

Hellfeld   Phako

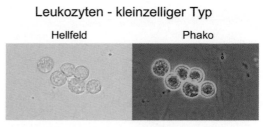

◘ **Abb.10.16** Da die stechapfelförmige Erythrozytenoberfläche dunkel und körnig wirkt, kann die Unterscheidung zu klein-zelligen Leukozyten schwierig sein. Neben der Beurteilung der unterschiedlichen Zellgrößen ist auch die unterschiedliche Kontur beider Zellarten hilfreich für die richtige Differenzierung: bei den stechapfelförmigen Erythrozyten erkennt man auf-grund der spitzen Ausstülpungen eine unebene Kontur, während die Außenlinie der Leukozyten durchgängig glatt erscheint.

10.5.3 Vergleich: Frisches Nativpräparat und altes Nativpräparat aus derselben Urinprobe

Hellfeld   Phako

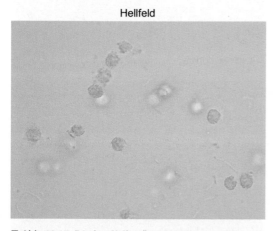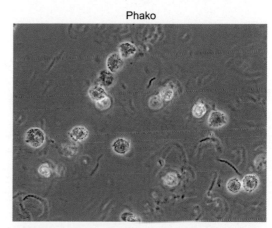

◘ **Abb. 10.17** Frisches Nativpräparat: Leukozyten liegen überwiegend als kleinzelliger Typ vor.

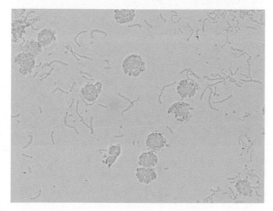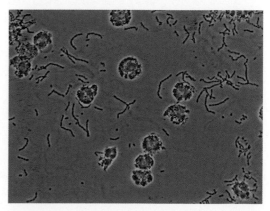

◘ **Abb.10.18** Älteres Nativpräparat: Leukozyten sind unregelmäßig vergrößert, teilweise kann der Zellkern wahrgenommen werden.

10.5.4 Leukozyten mit phagozytierten Hefezellen

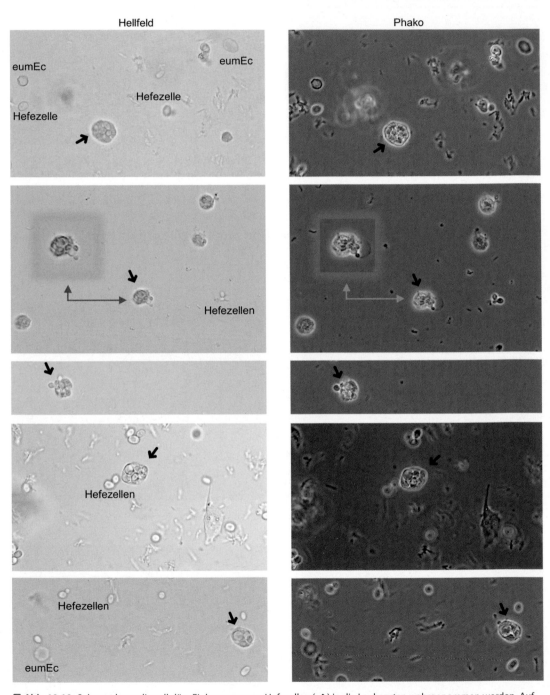

□ **Abb. 10.19** Sehr gut kann die zelluläre Einlagerung von Hefezellen (➜) in die Leukozyten wahrgenommen werden. Aufgrund der intrazellulären Strukturverdichtung sind die Hefezellen besonders gut in den Hellfeld-Fotografien auszumachen.

10.5.5 Alte Leukozyten

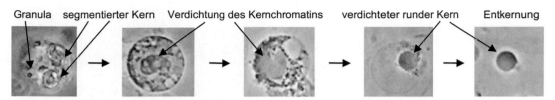
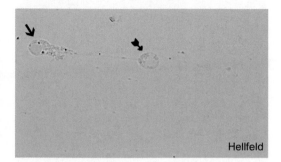
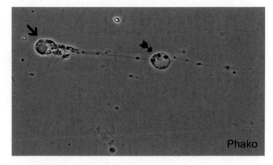

Granula segmentierter Kern Verdichtung des Kernchromatins verdichteter runder Kern Entkernung

■ Abb. 10.20 Leukozyt (Segmentierter Granulozyt) Zellalterungsprozess

Hellfeld

Phako

■ Abb 10.21 Zu erkennen ist, dass sich der Leukozytenkern (➜) vom Zytoplasma (➔➔) getrennt hat.

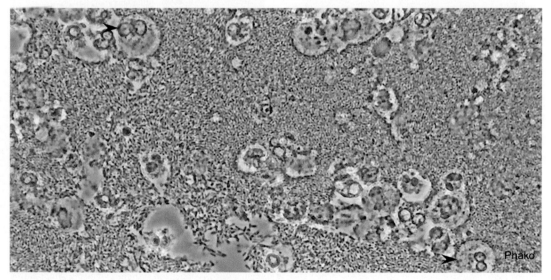

Phako

■ Abb. 10.22 Die Leukozyten-Morphologie unterliegt starken Veränderungen, wenn die Urinprobe älter als 2 h ist und/oder einen alkalischen pH-Wert aufweist. Im Bild sind zwischen den massenhaft vorkommenden Bakterien vergrößerte Leukozyten (➤) mit deutlich sichtbaren segmentierten Zellkernen zu erkennen.

Fortsetzung Alte Leukozyten

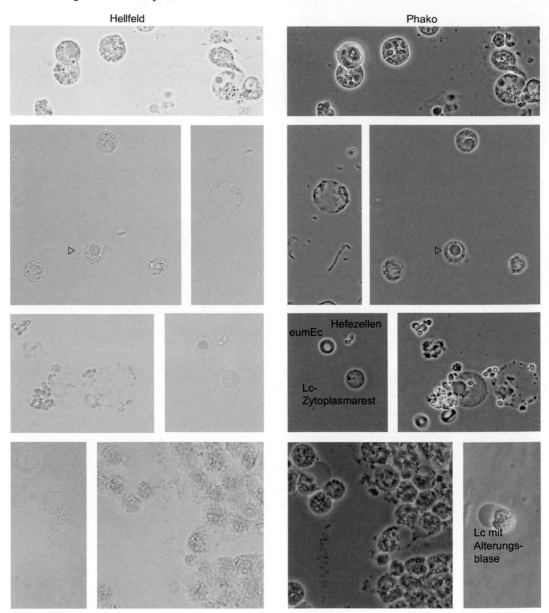

Hellfeld

Phako

eumEc   Hefezellen

Lc-
Zytoplasmarest

Lc mit
Alterungs-
blase

◘ Abb. 10.23 Alte Leukozyten verändern sehr stark ihr Aussehen und lysieren. Zwischen dem Ergebnis des Leukozyten-Test-feld auf dem Urinteststreifen und der mikroskopischen Analyse können große Diskrepanzen auftreten, wenn die Urinprobe alt ist und einen alkalischen pH-Wert aufweist.

Leukozyten mit pyknotischen, runden Leukozytenkernen (▷) können leicht mit kleinzelligen Epithelien wie Nierenepithelien und Decoy-Zellen verwechselt werden.

10.5.6 Leukozytenansammlungen – Pyurie, Zylinder, Haufen

Pyurie

Leukozytenhaufen

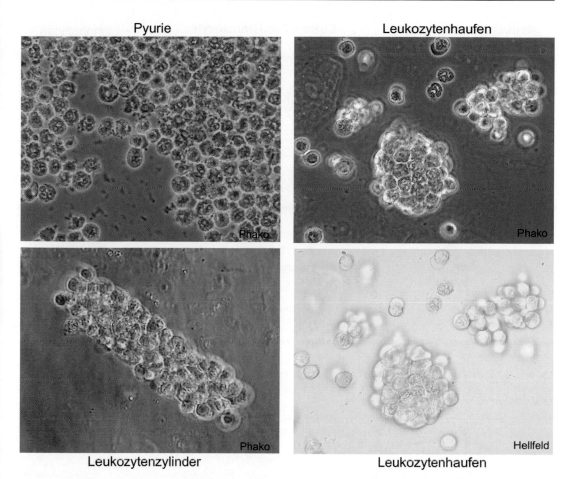

Leukozytenzylinder

Leukozytenhaufen

■ **Abb. 10.24** Leukozytenzylinder sind renalen Ursprungs und müssen von unregelmäßigen Leukozytenanhäufungen unterscheiden werden. Bei einer Pyurie ist der Urin weißlich und das Sediment sehr zähflüssig.

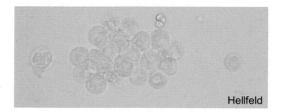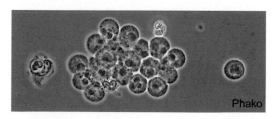

■ **Abb. 10.25** In dieser Zellanhäufung sind Leukozyten mit eher runden Zellkernen zu erkennen.

10.5.7   Exkurs: Neutrophile und Eosinophile Granulozyten, Lymphozyten

Neutrophile Granulozyten   Eosinophile Granulozyten   Lymphozyten

Pappenheim Färbung

◨ **Abb. 10.26** Zur besseren Unterscheidung der verschiedenen Arten sind die Leukozyten in der Färbung nach Pappenheim aus dem Blut dargestellt.

Generell vermehren sich aufgrund entzündlicher Reaktionen in der Niere und den ableitenden Harnwegen neutrophile Granulozyten im Urin.

Bei allergischen Reaktionen können auch eosinophile Granulozyten mit einer größeren bläschenartigen Granula und einem bisegmentierten Kern ausgeschieden werden. Ohne eine spezielle Färbung (Eosinophilenfärbung nach Hansel) kann diese Leukozytenart im Urin nicht differenziert werden.

Transplantatabstoßungsreaktionen der Niere können von einer Lymphozyturie begleitet werden. Lymphozyten dürfen aufgrund des runden Zellkerns nicht mit Nierenepithelien verwechselt werden.

10.5.8 Histiozyten (Makrophagen)

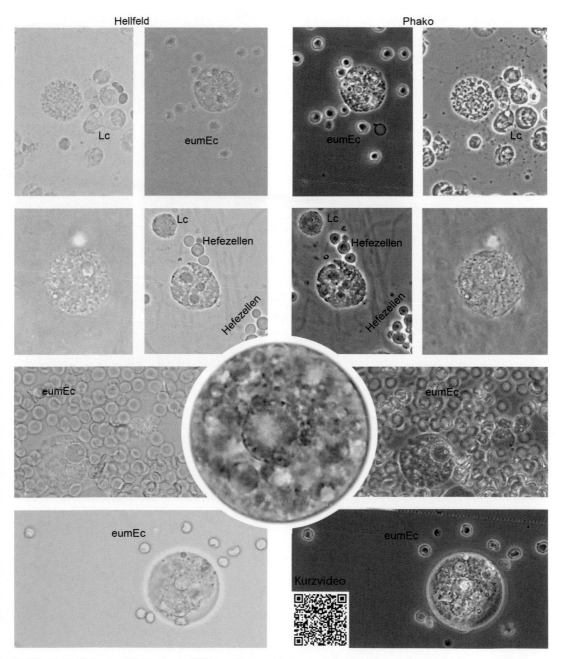

◘ **Abb. 10.27** Histiozyten (Makrophagen). Bildvergrößerung: Histiozyt mit deutlich erkennbarer gleichmäßigen Verteilung von Granula, Vakuolen und phagozytierten Bestandteilen.

10.5.9 Alte Histiozyten

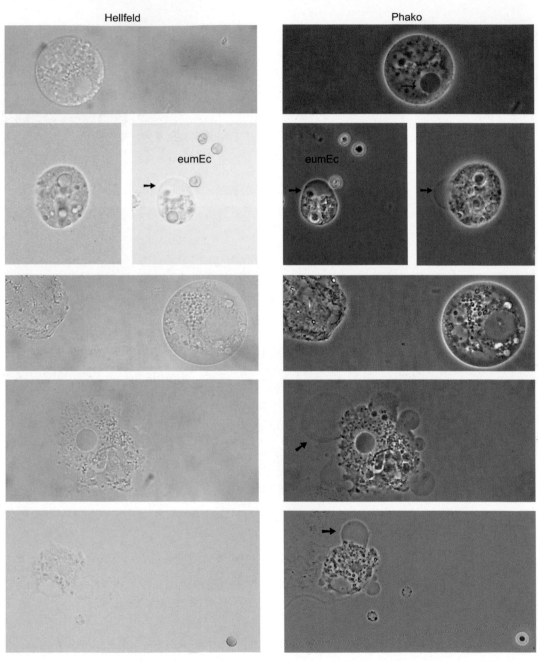

■ **Abb. 10.28** Histiozyten Alterungskriterien: Auffällig dunkler Zellkern (→) mit verändertem Kernchromatin. Eindeutig im Phako erkennbar sind die Alterungsbläschen (➤).

10.6 Parasiten

10.6.1 Trichomonaden

Hellfeld   Phako

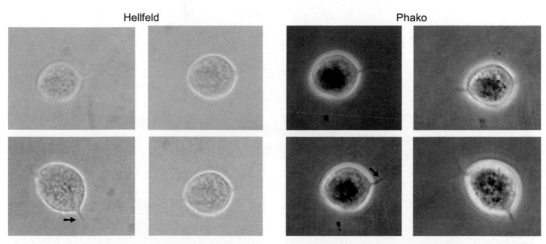

Im frischen Urin wandern Trichomonaden aufgrund ihrer Beweglichkeit rasch quer durch das Gesichtsfeld und sind so sicher von Leukozyten zu unterscheiden. Aufgrund ihrer Beweglichkeit ist die Differenzierung eindeutig, denn bewegungslose Trichomonaden können kaum von Leukozyten unterschieden werden.

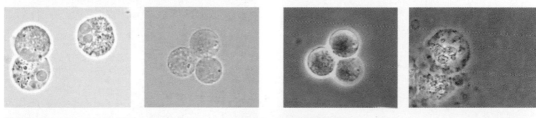

◘ **Abb. 10.29** Zum Vergleich: Leukozyten vom großzelligen und kleinzelligen Typ

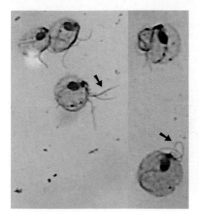

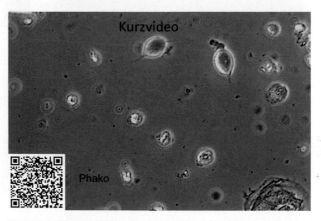

◘ **Abb. 10.30** Gefärbte Trichomonaden (Giemsafärbung)

In den gefärbten Präparaten können sehr gut die Geißeln (➜) der Tichomonaden erkannt und mit ◘ Abb. 11.18 der ungefärbten Nativpräparate im Hellfeld und Phako verglichen werden.

◘ **Abb. 10.31** Im Kurzfilm können die Trichomonaden aufgrund ihrer Beweglichkeit sehr gut von den umliegenden Leukozyten unterschieden werden.

Mit freundlicher Genehmigung vom Nephrolog. Routinelabor Schwerpunkt Nephrologie, I. Med. Klinik und Poliklinik, Universitätsmedizin Mainz

10.6.2   Schistosoma-haematobium-Eier

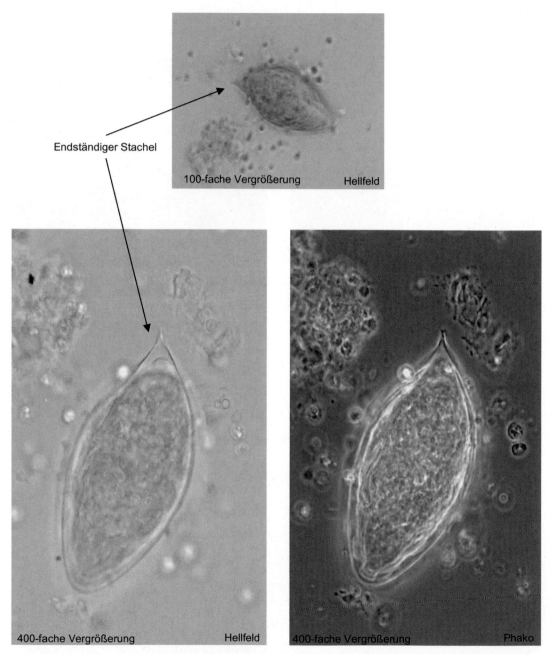

Endständiger Stachel

100-fache Vergrößerung   Hellfeld

400-fache Vergrößerung   Hellfeld

400-fache Vergrößerung   Phako

Abb.10.32 Schistomsoma-haematobium-Ei I: Die Eier von Schistosoma haematobium sind sehr groß und schon in 100-facher Vergrößerung gut zu erkennen. Neben dem Ei liegen eumorphe Erythrozyten, Leukozyten und Übergangsepithelien. Aufgrund der enormen Dicke des Eis können nicht alle umliegenden Zellen scharf dargestellt werden.

Fortsetzung Schistosoma-haematobium-Eier

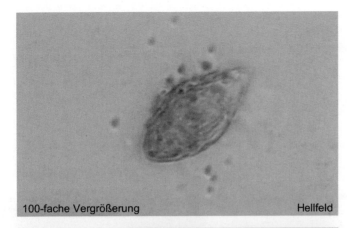

100-fache Vergrößerung   Hellfeld

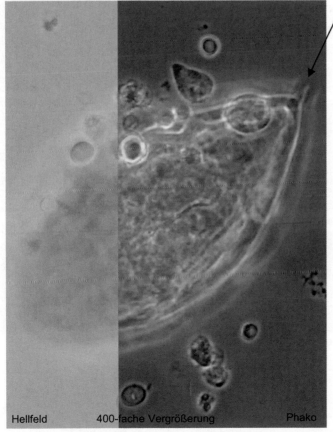

Endständiger
Stachel

Hellfeld   400-fache Vergrößerung   Phako

◘ **Abb.10.33** Schistomsoma-haematobium-Ei II: in 100-fachen und 400-fachen Vergrößerung

10.6.3   Enterobius-vermicularis-Eier

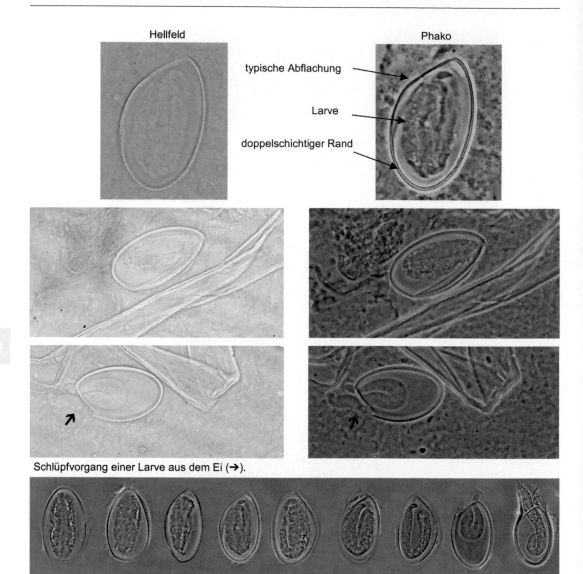

Hellfeld   Phako

typische Abflachung

Larve

doppelschichtiger Rand

Schlüpfvorgang einer Larve aus dem Ei (➜).

Entwicklungsstadien der Larve bis zum Schlüpfen.

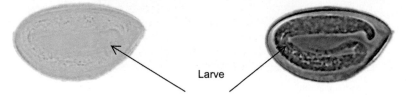

Larve

Bildvergrößerungen: Im Phasenkontrast sind die Larven in den Eiern problemlos zu erkennen.

◘ **Abb. 10.34** Enterobius-vermicularis-Eier

10.7 Epithelien

Hellfeld

Phako

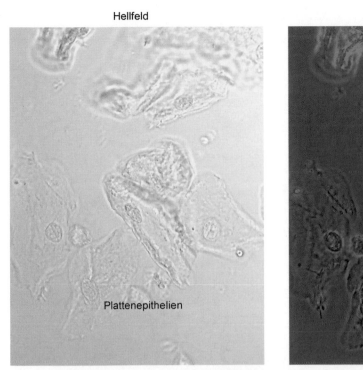
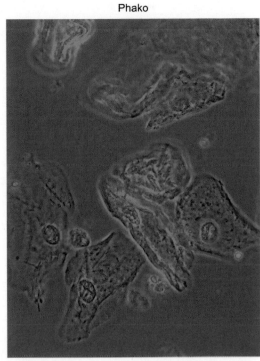

Plattenepithelien

Plattenepithel

Übergangsepithel

Nierenepithel

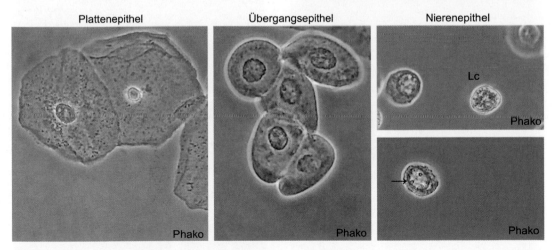

Lc

Phako

Phako

Phako

Phako

☐ **Abb. 10.35** Indem berücksichtigt wird, dass ein Nierenepithel geringfügig größer ist als ein Leukozyt, gelingt die schwierige Abgrenzung zwischen Nierenepithel und Übergangsepithel zumindest etwas leichter. Hilfreich ist auch die Differenzierung von kleinen Fetttröpfchen (→) im Zytoplasma des Nierenepithels, denn nur diese Epithelien können Fettpartikel aufnehmen.

10.7.1 Plattenepithelien

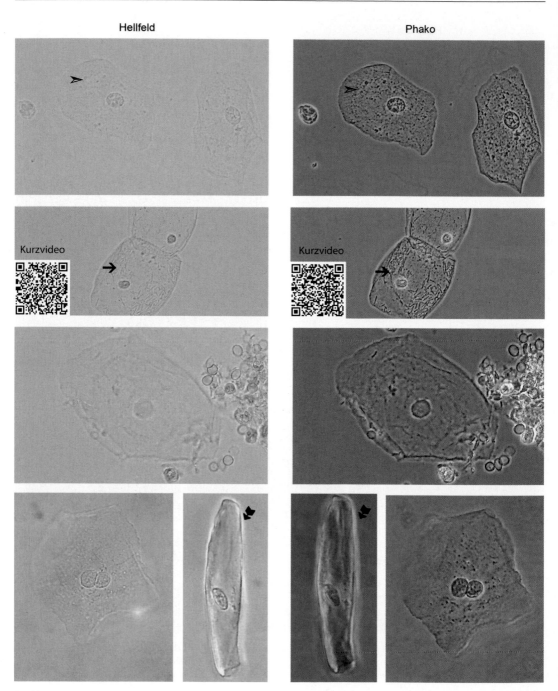

◘ Abb. 10.36 In den Plattenepithelien verfangen sich leicht Bakterien (➜) oder auch Kristalle. Teilweise erscheint das Zytoplasma transparent und granuliert (➤). Plattenepithelien können in der Seitenansicht sehr schmal (➤➤) wirken und – wenn kein Zellkern sichtbar ist – einen Zylinder vortäuschen.

10.7.2 Plattenepithelien – Zellverbände

Plattenepithelien – Zellverbände

Hellfeld   Phako

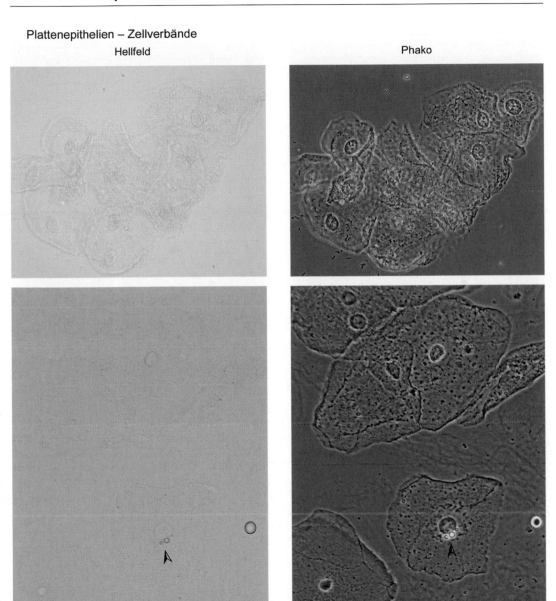

Werden mehr als 7 - 8 Plattenepithelien pro Gesichtsfeld ausgezählt, so ist anzunehmen, daß die Urinprobe nicht dem Mittelstrahlurin entnommen wurde.

Im Hellfeld sind die Epithelien fast nicht zu erkennen. Kleine hell aufleuchtende Fetttröpfchen(➤) liegen am Zellkernrand des Plattenepithels.

◘ **Abb. 10.37** Plattenepithelien – Zellverbände

10.7.3   Übergangsepithelien (Urothel)

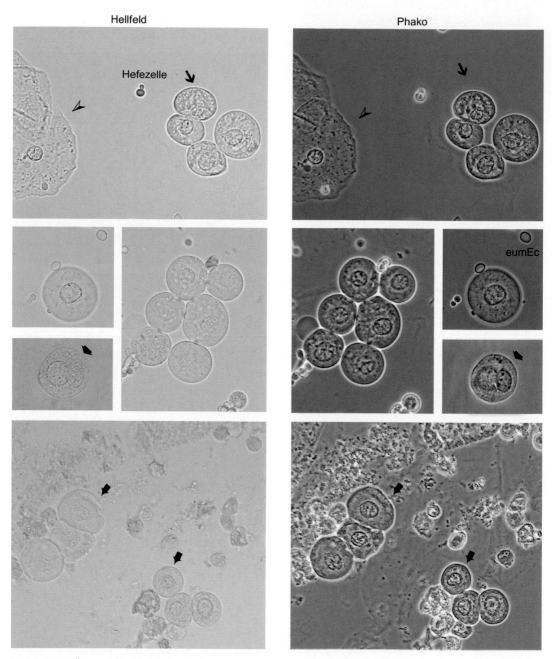

■ **Abb. 10.38** Übergangsepithelien (Urothel) – rund/oval (➜) sind leicht von den Plattenepithelien (➤) zu unterscheiden. Mehrkernigkeit (▶) ist normal und kein Malignitätszeichen (Rathert et al., Urinzytologie und Sedimentanalyse, Springer 2018(5), S.31ff). Etwa 19% der Urothel-Deckzellen können zwei Zellkerne aufweisen. Die Urothelzellen sind in Ihrer Größe sehr variabel (➡).

Fortsetzung Übergangsepithelien

Hellfeld

Phako

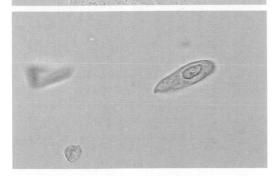
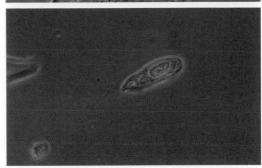

Abb. 10.38 (Fortsetzung) Übergangsepithelien (Urothel) – geschwänzt. Ein geschwänztes Übergangsepithel (→) liegt zwischen zwei Plattenepithelien, Leukozyten und Hefezellen.

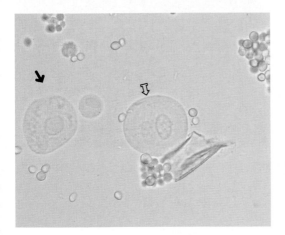
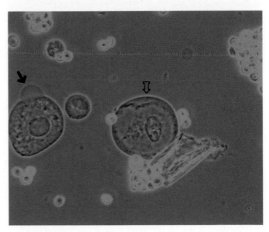

Abb.10.39 Alte Übergangsepithelien (Urothel). Zellalterprozesse verändern die Zellmorphologie. Zu erkennen sind das an der Zellkontur anhaftende Alterungsbläschen (→) und der umgeschlagene Zellrand (⇨).

10.7.4 Tiefe Urothelzellen

Hellfeld   Phako

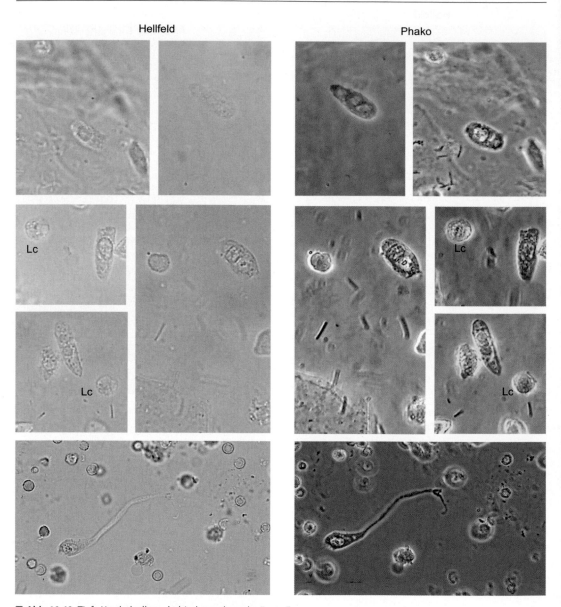

◻ **Abb. 10.40** Tiefe Urothelzellen – kubische und geschwänzte Form

10.7.5 Vergleich: Alte Leukozyten – Übergangsepithelien

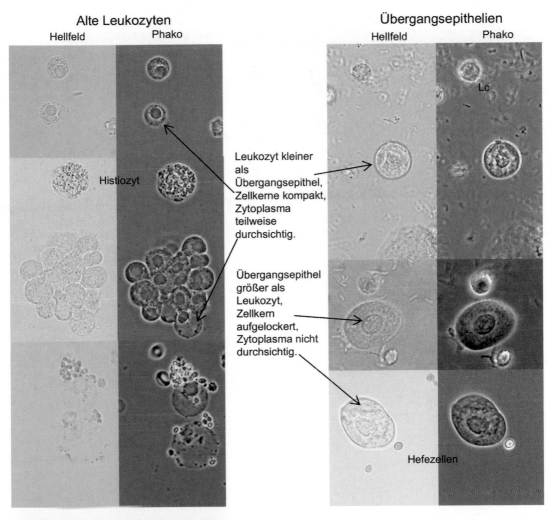

Alte Leukozyten

Hellfeld   Phako

Übergangsepithelien

Hellfeld   Phako

Lc

Histiozyt

Leukozyt kleiner als Übergangsepithel, Zellkerne kompakt, Zytoplasma teilweise durchsichtig.

Übergangsepithel größer als Leukozyt, Zellkern aufgelockert, Zytoplasma nicht durchsichtig.

Hefezellen

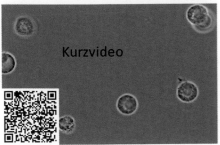

Kurzvideo

□ **Abb. 10.41** Vergleich: Alte Leukozyten – Übergangsepithelien Das ähnliche Kern-Zytoplasma Verhältnis beider Zellarten verursacht Probleme bei der Differenzierung. Im Kurzvideo sind alte, vergrößerte Leukozyten mit einem runden Zellkern und einer beweglichen Granulation zu erkennen.
Tipp zum Abspielen des Videos: Zum besseren Erkennen der beweglichen Granulation in den Leukozyten, empfiehlt es sich, das Videobild etwas zu vergrößern.

10.7.6   Vergleich: Plattenepithel – Übergangsepithel

Plattenepithel Übergangsepithel

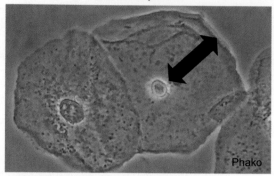
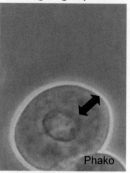

großes Epithel mit eckiger Umrandung, kleiner Kern pyknotisch (verdichtet, dunkel) oder etwas größer mit lockerem Chromatin, jeweils mit perinukleärer Aufhellungszone, d.h. Lichthof um den Kern, Kern-Plasma Relation zugunsten des Zytoplasmas verschoben

kleiner als Plattenepithel, runde Zelle, Kern erscheint durchsichtig, lockeres Chromatin, Kern-Plasma Relation zugunsten des Kerns verschoben

▶ **Abb.10.42** Vergleich: Plattenepithel – Übergangsepithel

10

10.7.7 Nierenepithelien (Renale tubuläre Epithelzellen)

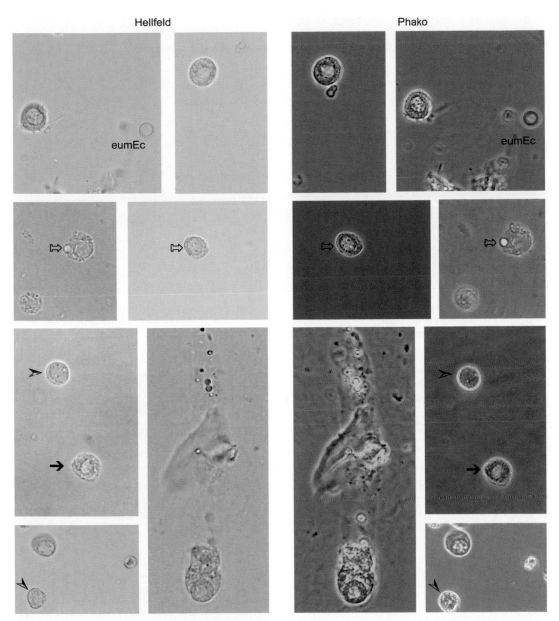

Hellfeld

Phako

eumEc

eumEc

☐ **Abb. 10.43** Nierenepithelien sind die kleinsten Epithelien, die im Urin ausgeschieden werden. Wichtige morphologische Kriterien: Ein Nierenepithel (➔) ist etwas größer als ein Leukozyt (➤) und hat immer einen runden kompakten Zellkern. Die Einlagerung von Fetttröpfchen (⇨) vereinfacht die Differenzierung. Nierenepithelien dürfen nicht mit kleinen Urothelzellen oder mit tiefen Urothelzellen verwechselt werden!

10.7.8   Alte Epithelien

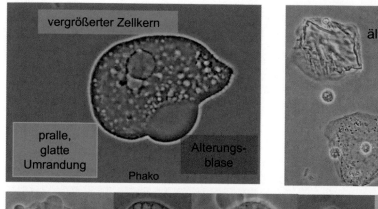

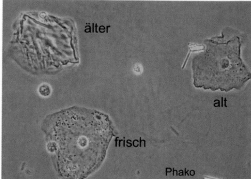

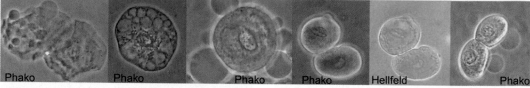

Abb. 10.44 Alte Plattenepithelien können eine runde Form annehmen und werden dann leicht mit Übergangsepithelien verwechselt. Im Katheterurin, der längere Zeit im Urinbeutel aufbewahrt wurde, können Epithelien ihr Aussehen so sehr verändern, dass man sie leicht mit atypischen Epithelien verwechselt.

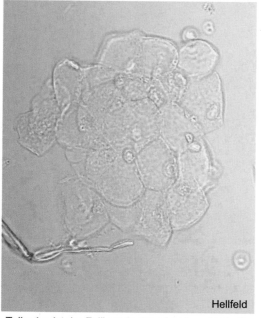

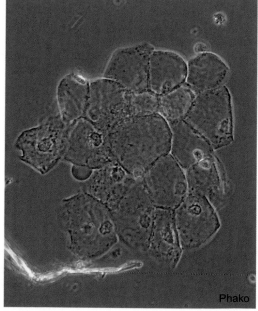

Teilweise ist der Zellkern in den einzelnen Epithelien nicht erkennbar.

Abb. 10.45 Alte Epithelien: Zellanhäufung

Alte Epithelien

Hellfeld

Phako

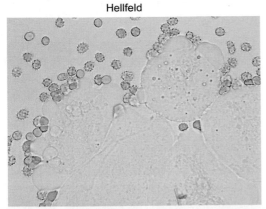
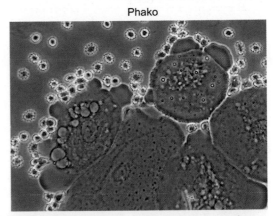

Zahlreiche Plattenepithelien mit Alterungsbläschen und vakuolisiertem Zytoplasma liegen neben eumorphen (stechapfelförmigen) Erythrozyten.

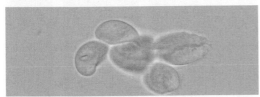
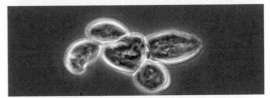

Nur anhand der Zellkontur kann angenommen werden, dass es sich hier um ein Epithelverband handelt. Die genaue Zuordnung des Epithels ist nicht mehr möglich, weil die Zellränder unscharf und Zellkerne nicht erkennbar sind. Werden überwiegend veraltete Epithelien differenziert, kann angenommen werden, dass es sich um eine alte Urinprobe (>2h) handelt.

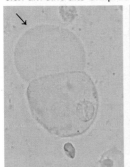
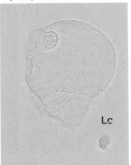
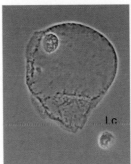
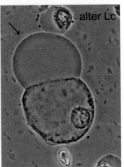

Riesige Alterungsblasen (→) können sich am Epithel bilden. Auch die Benutzung verschmutzter Arbeitsmaterialien (Objektträger und Deckgläschen) kann zu morphologischen Zellveränderungen führen.

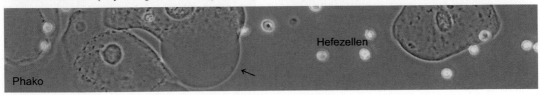

❑ **Abb. 10.46** Alte Epithelien

10.7.9   Fettkörnchenzellen

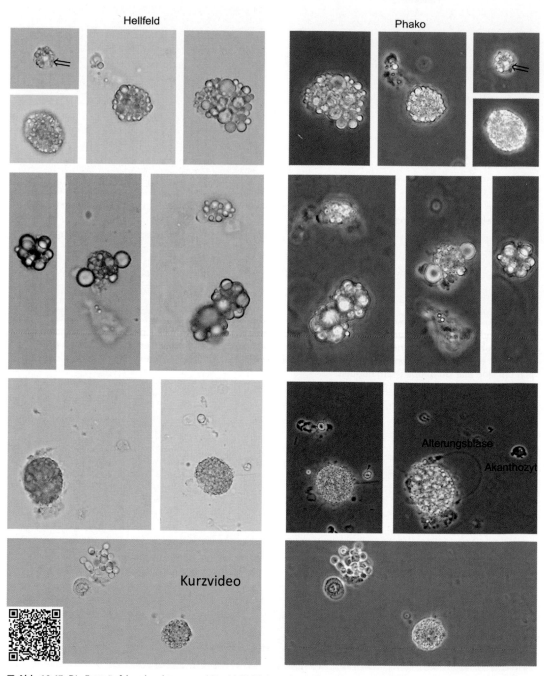

Hellfeld

Phako

Kurzvideo

Alterungsblase

Akanthozyt

◨ **Abb. 10.47** Die Fetttröpfchen leuchten sowohl im Hellfeld als auch im Phasenkontrast hellgelb auf. Bei ständiger Bedienung des Feintriebs der Mikrometerschraube brilliert das Fett. Ein Nierenepithel kann unterschiedlich dicht und mit unterschiedlich großen Fettpartikeln bepackt sein, sodass eine Fettkörnchenzelle ein großes Volumen annehmen kann. Bei geringer Packungsdichte des Fettes ist der Zellkern (⟹) jedoch noch zu erkennen.

Fettkörnchenzellen - gefärbt

Hellfeld

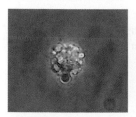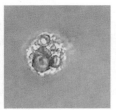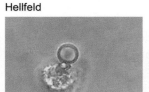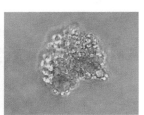

▣ **Abb. 10.48** Fettkörnchenzellen gefärbt mit Sudan IV (Scharlachrot)

Lipidtröpfchen - extrazellulär

Hellfeld   Phako

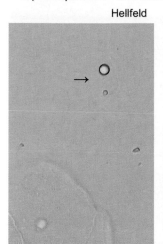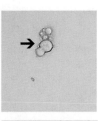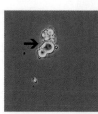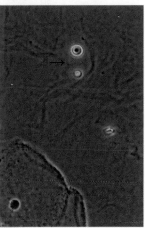
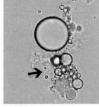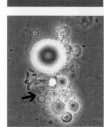

Lipidpartikel liegen in diesen Abbildungen extrazellulär, solitär (→) oder in einem Haufen (➔) in kleinen und auch größeren Tropfen. Frei schwimmende Lipidpartikel können pathologisch bedingt sein wie beim Nephrotischen Syndrom oder auch als Artefakte aufgrund der Benutzung von Salben oder Zäpfchen auftreten.

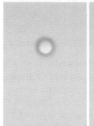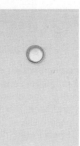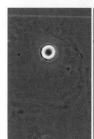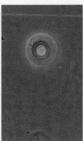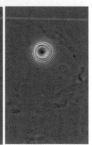

Bei Feinjustierung der Mikrometerschraube leuchtet der Fetttropfen (im Gegensatz zu einem Erythrozyten) unterschiedlich hell und glänzend auf.

▣ **Abb. 10.49** Lipidtropfen – extrazellulär

10.7.10 Vergleich: Fettkörnchenzellen – Histiozyten

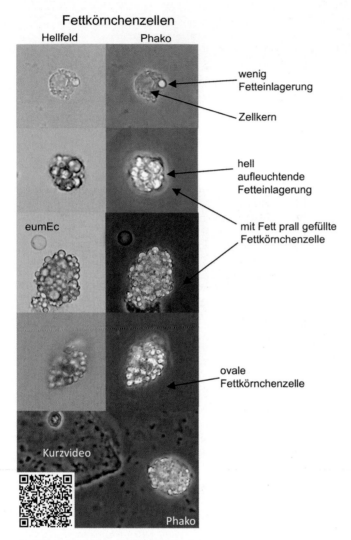
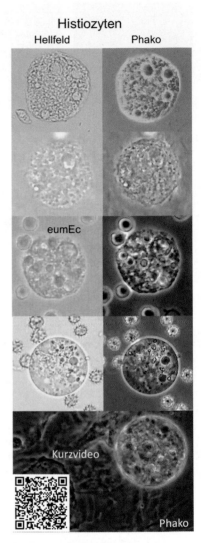

Fettkörnchenzellen mit Fetttröpfchen in einer eher *inhomogenen* oder *traubenförmigen* Anordnung, die die Zellkontur des Nierenepithels überdecken und somit den Zellrand unsichtbar machen.

Histiozyten haben eher eine *gleichmäßige* Verteilung von Granula, Vakuolen und phagozytierten Bestandteilen, die nicht die Zellkontur verdecken. Diese Zellen sind meist größer als Fettkörnchenzellen.

◘ **Abb. 10.50** Vergleich: Fettkörnchenzellen – Histiozyten

10.7.11 Vergleich: Fettkörnchenzelle – Histiozyt – Leukozyt mit phagozytierten Hefezellen – alte Epithelzelle

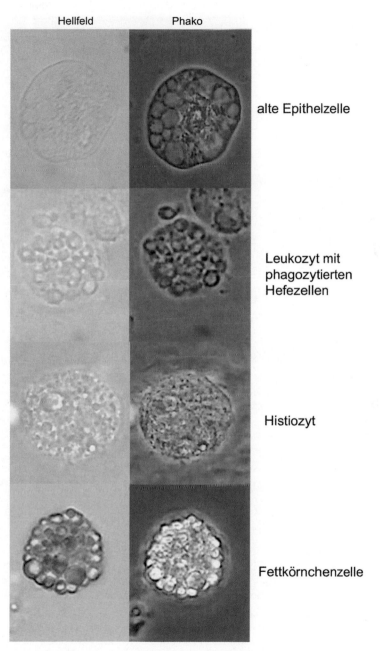

Hellfeld   Phako

alte Epithelzelle

Leukozyt mit
phagozytierten
Hefezellen

Histiozyt

Fettkörnchenzelle

◻ **Abb. 10.51** Die Darstellungsgrößen der einzelnen Zellen wurden in diesen Abbildungen bewusst angepasst! Hierdurch wird es jedoch möglich, das Innere der Zellstrukturen zu erkennen und diese zu vergleichen.

10.7.12 **Decoy-Zellen**

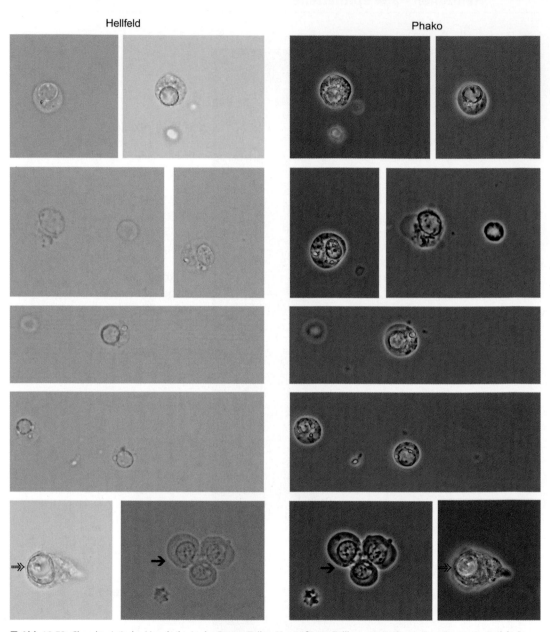

Hellfeld   Phako

■ **Abb.10.52** Charakteristische Morphologie der Decoy-Zellen: Vergrößerter Zellkern, verändertes Kernchromatin (milchglas-artig), teilweise zum Zellkernrand verschoben und verdichtet. Sowohl Nierenepithelien (➜) als auch Übergangsepithelien (⇒) unterliegen diesen morphologischen Veränderungen. Decoy-Zellen müssen von atypischen Zellen/Tumorzellen und veralte-ten Zellen unterschieden werden. Deshalb kann bei der Befundung des mikroskopischen Nativpräparates nur ein Verdacht auf Decoy-Zellen geäußert werden.

10.7.13 Tumorzellen

Hellfeld

Phako

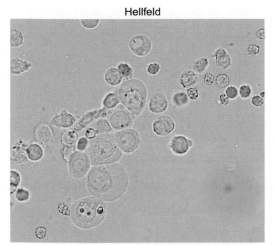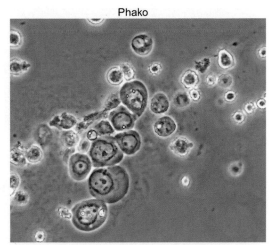

Das Vorkommen atypisch geformter Epithelien im ungefärbten Nativpräparat kann unterschiedliche Ursachen haben. Im Befund kann deshalb nur ein „Verdacht auf atypische Zellen" formuliert werden. Eine weitere urinzytologische Abklärung ist notwendig.

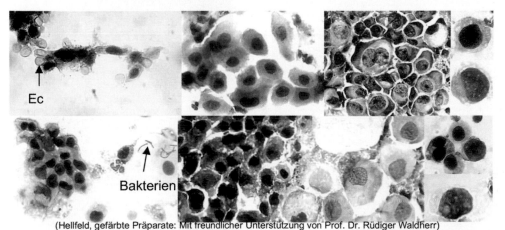

(Hellfeld, gefärbte Präparate: Mit freundlicher Unterstützung von Prof. Dr. Rüdiger Waldherr)

Morphologische Kriterien atypischer Zellen*:

• vergrößerter, vielgestaltiger Zellkern, Verschiebung der Kern-Plasma-Relation

• Kernmembranveränderung

• Chromatinvermehrung und Chromatingrobkörnigkeit

• Nukleolenvergrößerung und -vermehrung etc.

* Siehe Rathert et al.: Urinzytologie und Sedimentanalyse, Springer 2018 (5), S. 31ff.

Vergleich: normale Epithelien

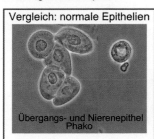

Übergangs- und Nierenepithel
Phako

◘ **Abb. 10.53** Tumorzellen

10.8   Zylinder – Übersicht

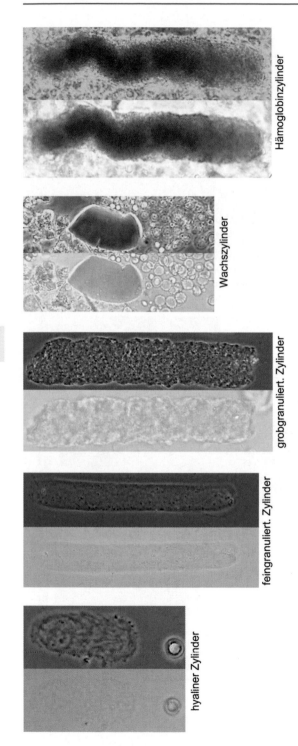

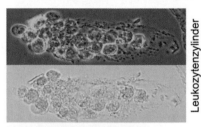

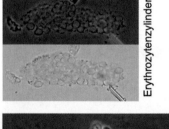

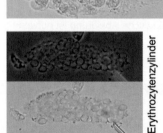

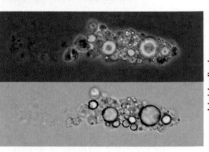

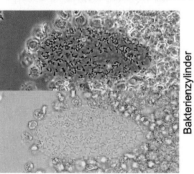

Hämoglobinzylinder

Wachszylinder

grobgranuliert. Zylinder

feingranuliert. Zylinder

hyaliner Zylinder

Nierenepithelzylinder

Leukozytenzylinder

Erythrozytenzylinder

Lipidzylinder

Bakterienzylinder

Abb. 10.54 Urinzylinder-Übersicht jeweils links Hellfeld- und rechts Phasenkontrastbild

10.8.1   Pseudozylinder = Schleimfäden

Hellfeld   Phako

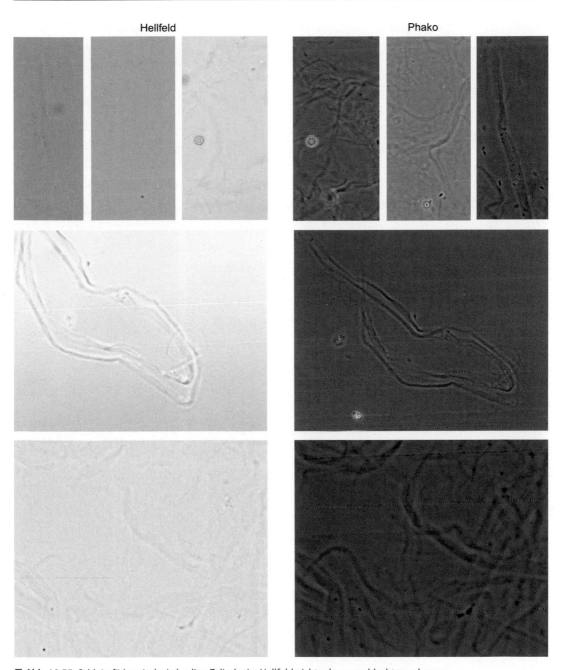

◨ **Abb. 10.55** Schleimfäden sind wie hyaline Zylinder im Hellfeld nicht oder nur schlecht zu erkennen.

10.8.2   Hyaline Zylinder

Hellfeld   Phako

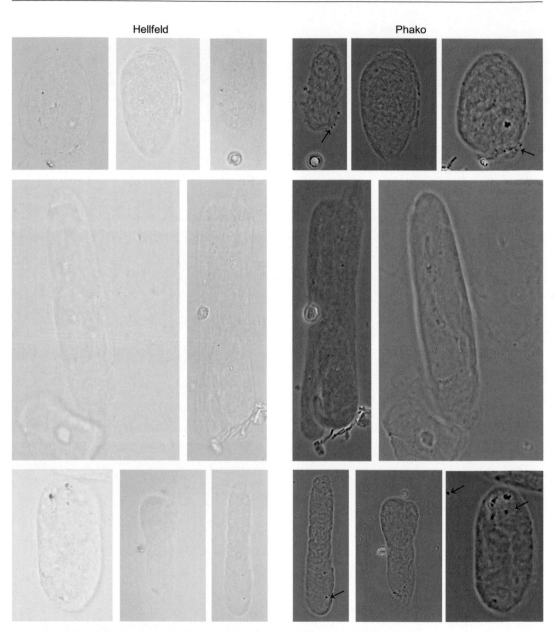

◻ **Abb. 10.56** Das Zylindervolumen variiert stark. Teilweise liegen Bakterien (→) und Artefakte in oder an der hyalinen Matrix. Diese An- oder Auflagerungen von Bestandteilen müssen von granulierten Zylindern und Bakterienzylindern unterschieden werden.

Die Unterscheidung eines hyalinen Zylinders von einem Wachszylinder ist diagnostisch wichtig, weil ein Wachszylinder im Gegensatz zum hyalinen Zylinder als pathologisch anzusehen ist. Die Abgrenzung zwischen beiden Zylinderarten gelingt problemlos, wenn berücksichtigt wird, dass hyaline Zylinder im Gegensatz zu Wachszylinder in der Hellfeld-Mikroskopie fast nicht zu erkennen sind.

Hyaline Zylinder mit An- und Auflagerungen

Hellfeld

Phako

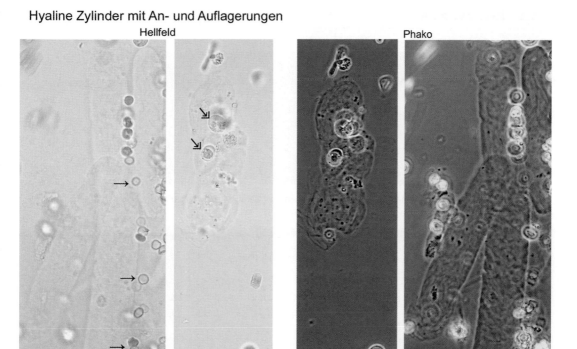

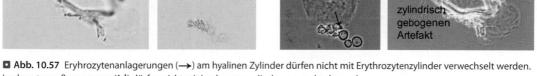

◨ **Abb. 10.57** Eryhrozytenanlagerungen (→) am hyalinen Zylinder dürfen nicht mit Erythrozytenzylinder verwechselt werden. Leukozytenauflagerungen (↘) dürfen nicht mit Leukozytenzylinder verwechselt werden.

10.8.3 Alte Zylinder

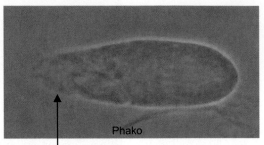

Phako

Zylinder lösen sich im alten und alkalischen Urin auf!

Hellfeld   Phako

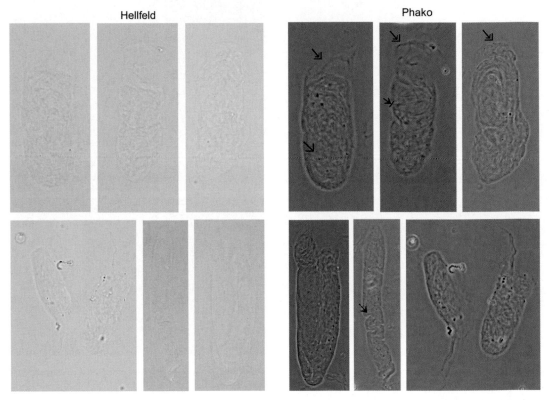

◻ **Abb. 10.58** Typische Zeichen einer „Alterung" sind fransige Ausläufer (↘) an den Enden der Zylinder. Die hyaline Substanz kann fein- (↘) oder auch gröber (➝⃒) strukturiert sein. Auch mittig im Zylinder (┈➤) löst sich die hyaline Matrix als Zeichen der Degenerierung auf. Im Hellfeld können hyaline Zylinder fast gar nicht wahrgenommen werden. Tipp Hellfeldmikroskopie: Die Aperturblende am Kondensor zur Bildkontrastierung etwas schließen!

10.8.4 Wachszylinder

Hellfeld

Phako

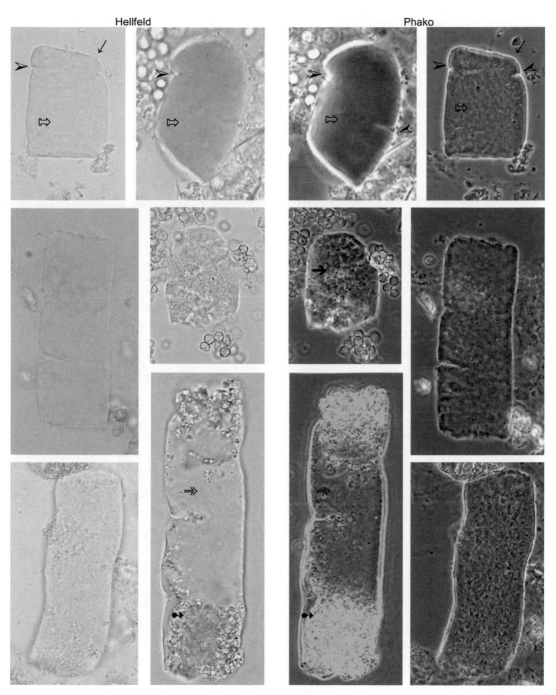

◨ **Abb. 10.59** Das Erscheinungsbild des Wachszylinders variiert: Typisch sind rechteckige Endungen (⟶) und seitliche Einkerbungen (➤). Das Innere kann homogen milchig trübe (⇨) oder leicht marmoriert (➔) erscheinen. Es gibt auch Mischformen, d.h. teilweise ist der Zylinder wachsartig (⇒), teilweise granuliert (•➤).

10.8.5   Granulierte Zylinder

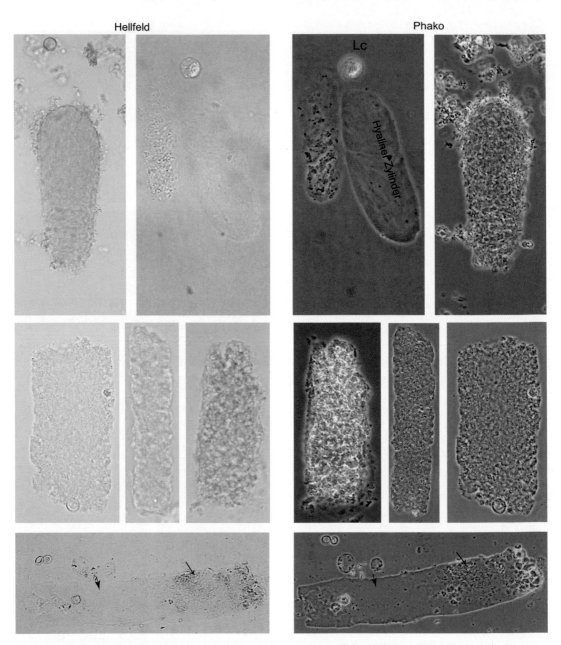

Abb. 10.60 Granulierte Zylinder haben eine Granulation, die entweder spärlich oder dicht und kompakt den Zylinder aus-füllt. Gemischter Zylinder: Zylinder können auch nur teilweise granuliert sein wie im unteren Bildbeispiel dargestellt: zur Hälfte granuliert (→), zur Hälfte als Wachszylinder (➤).

10.8.6 Erythrozytenzylinder

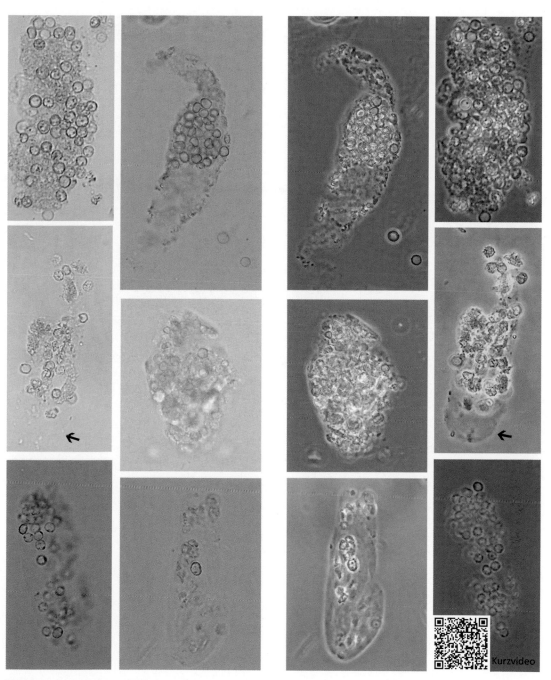

Abb. 10.61 Die Packungsdichte der Erythrozyten sowie das Volumen der Erythrozytenzylinder variiert stark. Die Einlagerung der Erythrozyten in einen Zylinder kann nur mittels Phasenkontrasttechnik eindeutig wahrgenommen werden (Vergleich ➜).

10.8.7 Hämoglobinzylinder

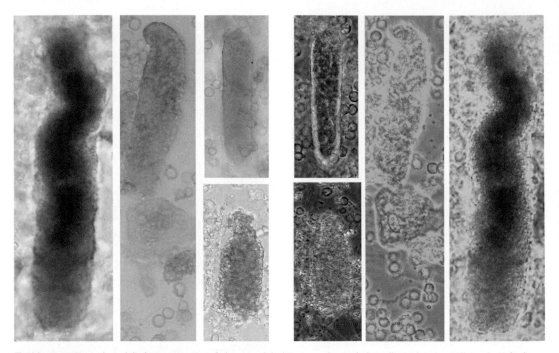

◙ Abb. 10.62 Typisch sind die braun-rote Eigenfärbung und die körnige – aber nicht kristallin wirkende – Füllung des Zylinders.

10.8.8 Leukozytenzylinder

Hellfeld

Phako

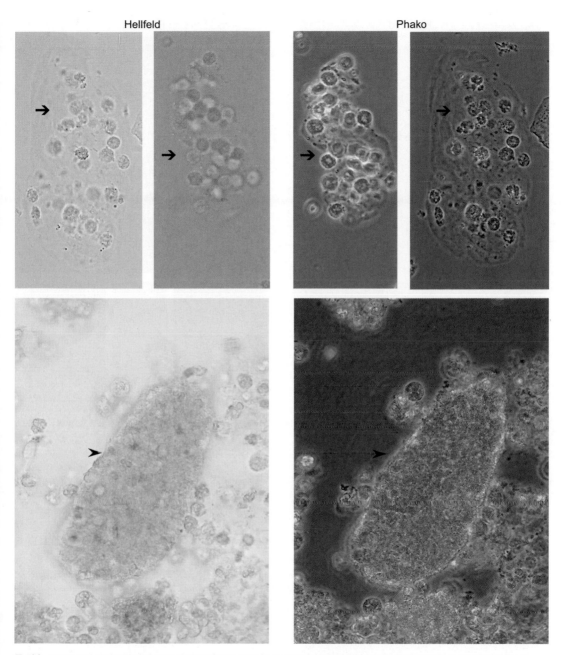

Abb. 10.63 Die Packungsdichte variiert stark von einzelnen eingelagerten (➜) bis zu dicht gedrängt liegenden (➤) Leukozyten.

10.8.9   Nierenepithelzylinder

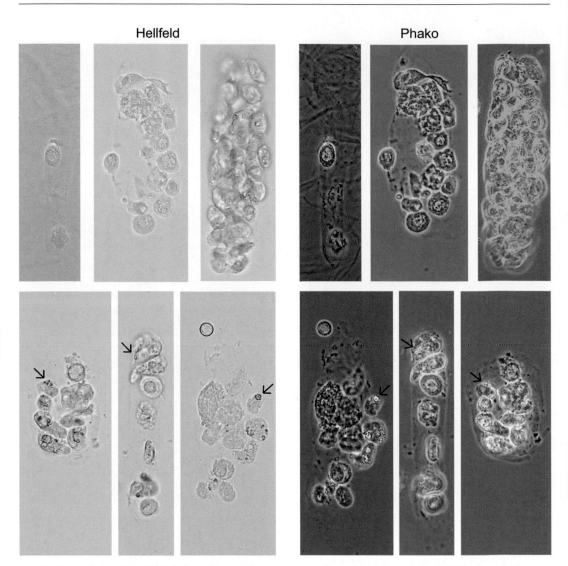

◘ Abb. 10.64 Die Anzahl der Epithelzellen in einem Zylinder variiert stark – von einer einzelnen Epithelzelle bis zu vielen dicht gedrängt liegenden Epithelzellen. Epithelzylinder sind von Leukozytenzylindern schwer zu unterscheiden. Wenn Nierenepithelien Fetttröpfchen (↘) beinhalten, sind Epithelzylinder einfacher zu differenzieren.

10.8.10 Gemischer Zellzylinder

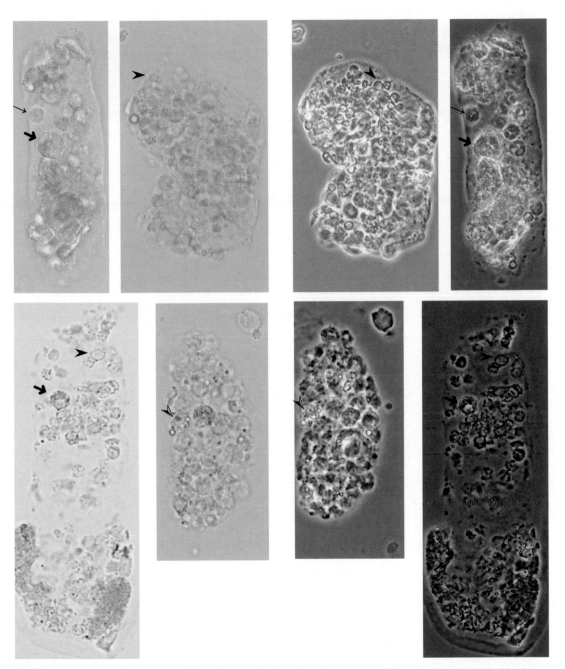

Abb. 10.65 Neben größeren runden Zellen (Nierenepithelien →) sind auch kleinere Zellen (Leukozyten ⟶ und Erythrozyten ➤) im Zylinder zu erkennen. Die Fettkörnchenzellen (➤) liegen neben Zellen, die hier leider nicht eindeutig zu differenzieren sind.

10.8.11   Mikroskopiertechnik: Beispiel Zylinder

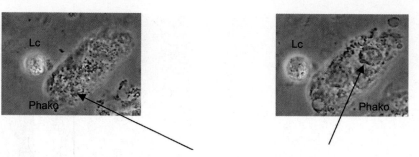

☑ **Abb. 10.66** Tipp: Beim Mikroskopieren ständig an der Mikrometerschraube drehen! Es zeigt sich dann, dass der granulierte Zylinder ein gemischter Zellzylinder ist.

10

10.8.12 Fettkörnchenzellzylinder

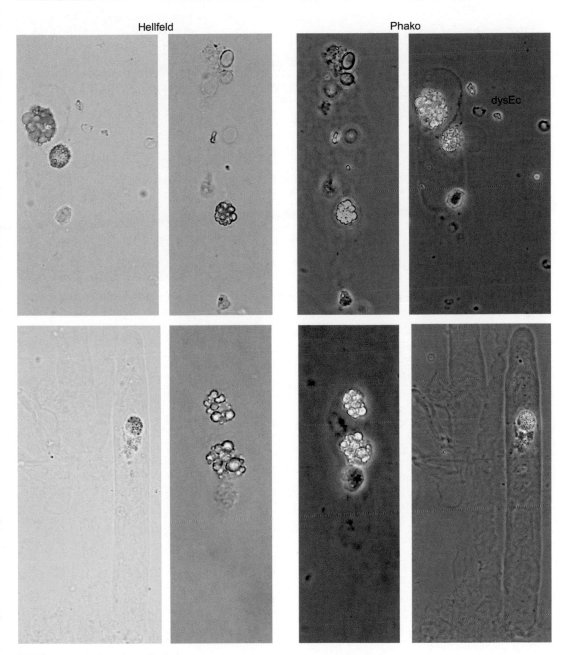

Hellfeld

Phako

dysEc

◻ **Abb. 10.67** Fettkörnchenzellzylinder

Fortsetzung Fettkörnchenzellzylinder

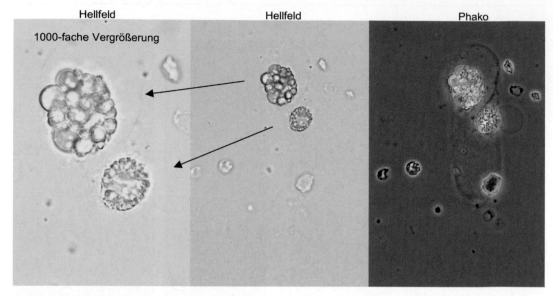

◘ **Abb. 10.68** Fettkörnchenzellzylinder in der 1000-fachen und der regulären 400-fachen mikroskopischen Vergrößerung

10.8.13 Lipidzylinder

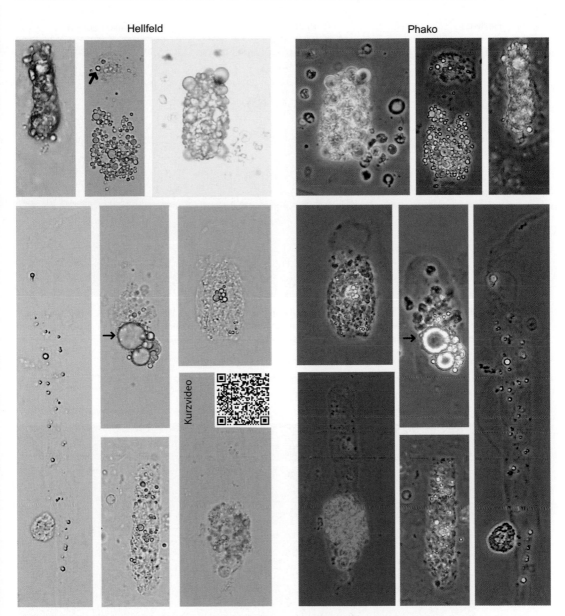

Hellfeld

Phako

Kurzvideo

◩ **Abb. 10.69** Lipidzylinder I: Typisch runde und brillierende Fettpartikel in unterschiedlicher Größe und Dichte charakterisieren den Lipidzylinder. Der Größenunterschied (→) der Fetteinschlüsse ist erheblich.

Fortsetzung Lipidzylinder

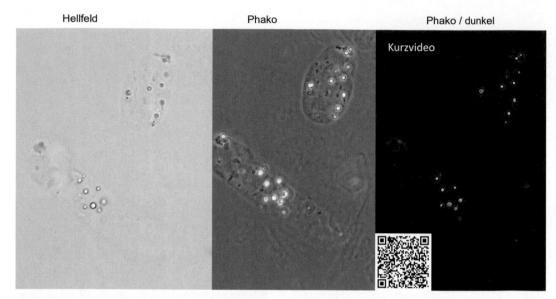

Hellfeld   **Phako**   **Phako / dunkel**

Kurzvideo

◘ **Abb. 10.70** Lipidzylinder II: Die Einbettung der Lipidpartikel in einer hyalinen Matrix ist im Phako gut sichtbar. Bei Ungewissheit, ob es sich um Fettpartikel handelt, können durch Lichtreduzierung (Bedienung Lichtdimer der Mikroskoplampe) die kräftig hellgelben Fettpartikel eindeutig differenziert werden. Fazit: Fett leuchtet deutlich hellgelb.

Lipidzylinder – gefärbt mit Scharlachrot

gefärbt-Hellfeld

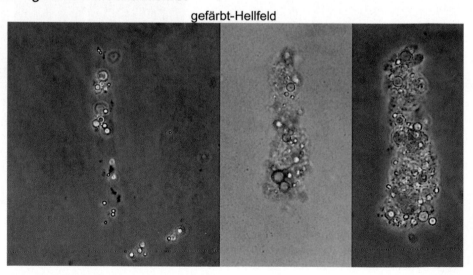

◘ **Abb. 10.71** Lipidzylinder – gefärbt mit Sudan IV (Scharlachrot)

10.8.14 Bakterienzylinder

Hellfeld   Phako

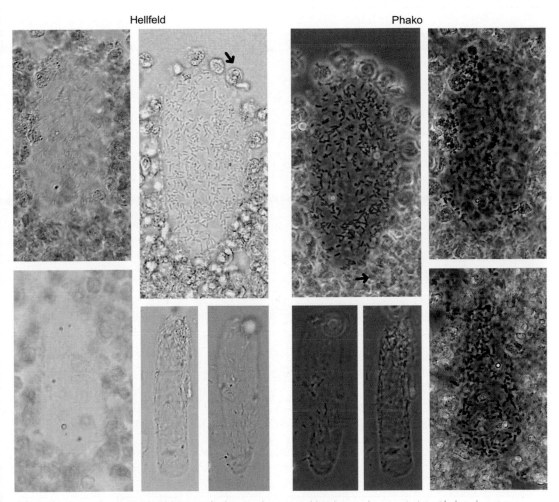

⬛ **Abb. 10.72** Zum Teil liegen die Bakterienzylinder eingebettet in zahlreichen Leukozyten (→). Im Phako erkennt man meistens die Bakterienzylinder sehr viel einfacher als im Hellfeld.

10.8.15   Lange Zylinder: Erythrozytenzylinder, Gemischter Zellzylinder, Nierenepithelzylinder

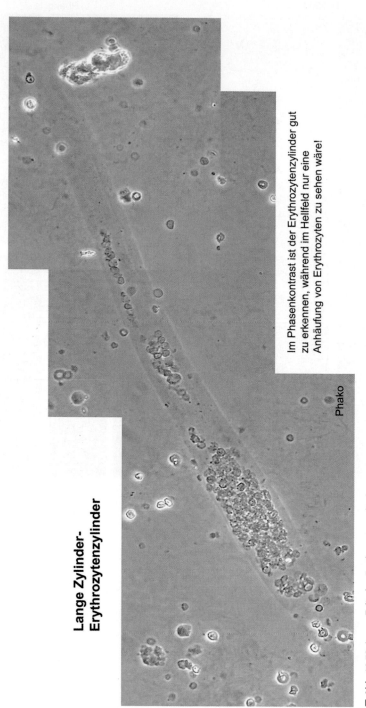

Lange Zylinder-
Erythrozytenzylinder

Im Phasenkontrast ist der Erythrozytenzylinder gut zu erkennen, während im Hellfeld nur eine Anhäufung von Erythrozyten zu sehen wäre!

Phako

☐ Abb. 10.73 Lange Zylinder: Erythrozytenzylinder

Lange Zylinder: Gemischter Zellzylinder

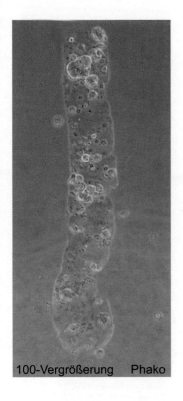

100-Vergrößerung   Phako

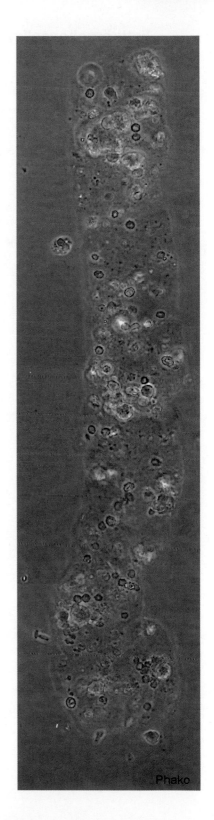

Phako

◘ **Abb. 10.74** Lange Zylinder: Gemischter Zellzylinder (kleinere Zellen wie Erythrozyten, Leukozyten und größere Zellen wie Nierenepithelien)

Fettkörnchenzellzylinder

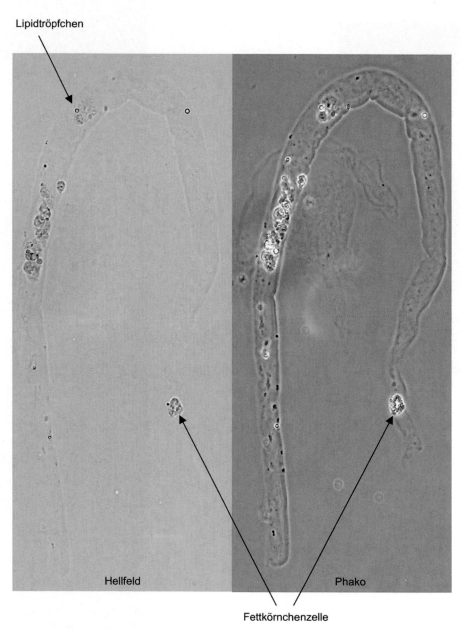

Lipidtröpfchen

Hellfeld

Phako

Fettkörnchenzelle

◼ **Abb. 10.75** Lange Zylinder: Fettkörnchenzellzylinder

10.9 Bakterien

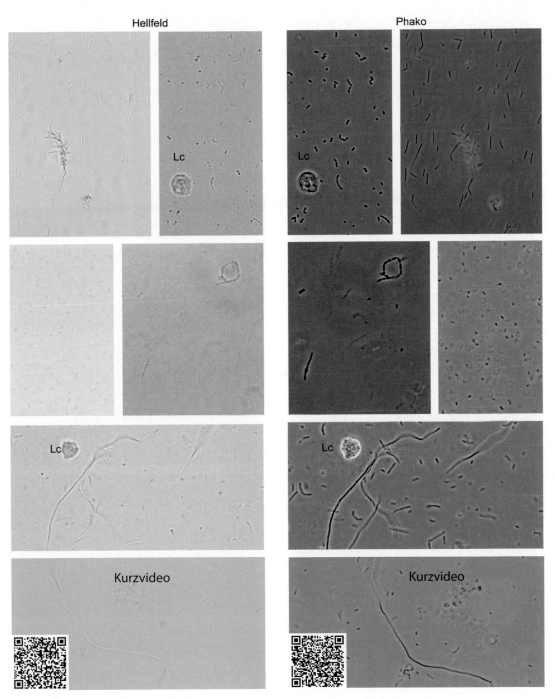

◧ **Abb. 10.76** Bakterien (Stäbchen, Kokken) einzeln und in Ketten gelegen. Mittels Phasenkontrast-Technik kann die Menge der Bakterien im ungefärbten Nativpräparat sicherer als im Hellfeld beurteilt werden.

Hellfeld

Phako

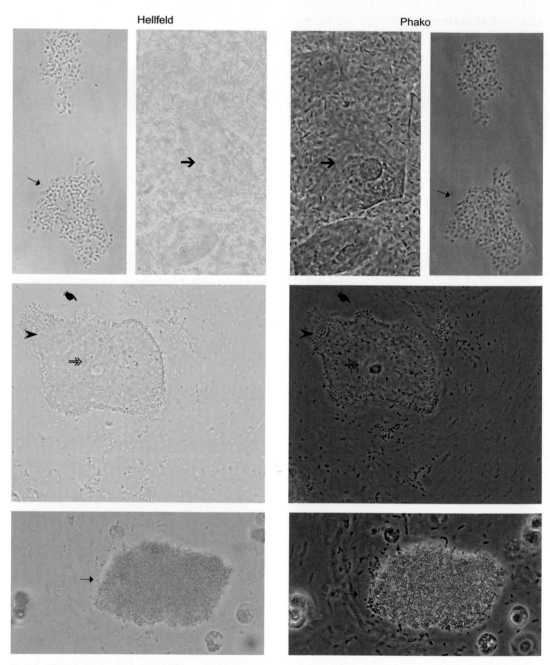

◘ Abb. 10.77 Bakterien (Stäbchen, Kokken) dicht gedrängt und in Haufen (→) liegend. Bei einer sehr hohen Bakteriendichte erscheinen andere Urinbestandteile wie Epithelien → verschwommen und unscharf. Das Plattenepithel (☛) besitzt Auf- und Anlagerungen von Bakterien (➤) sowie einige rund und hell aufleuchtende Fetttröpfchen (⇒).

10.9.1 Semiquantitative Beurteilung von Bakterien

Phako

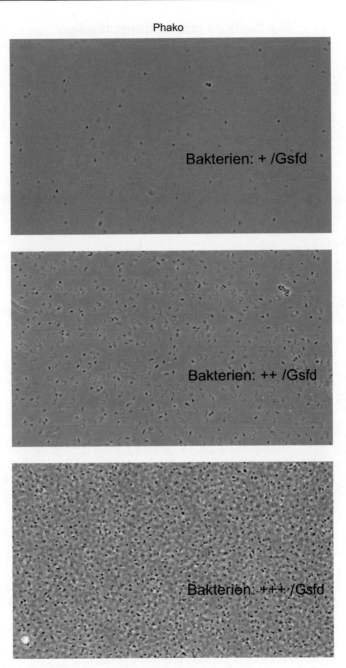

Bakterien: + /Gsfd

Bakterien: ++ /Gsfd

Bakterien: +++ /Gsfd

◻ **Abb. 10.78** Beispiele für eine semiquantitative Beurteilung von Bakterien

Die Angabe Bakterien: +++ /Gsfd entspricht einem homogenen Bakterienrasen.

10.9.2   **Exkurs: Vaginalabstrich**

Normalflora mit Plattenepithelien

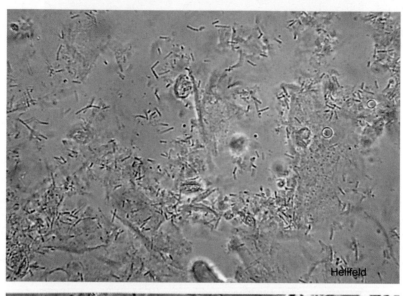

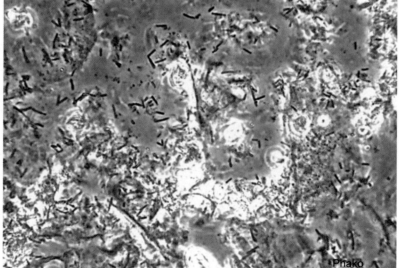

◻ **Abb. 10.79** Vaginalabstrich, Normalflora mit Plattenepithelien, pH 4

Das Nativpräparat wurde mit 0,9 % NaCl gemischt.

Im Vaginalabstrich erkennt man viele Plattenepithelien und Döderlein-Stäbchen.

Im Urin können auch Vaginalsekret-Beimengungen vorkommen.

10.9.3 Exkurs: Bakteriurie und Fäkalienreste

Hellfeld   Phako

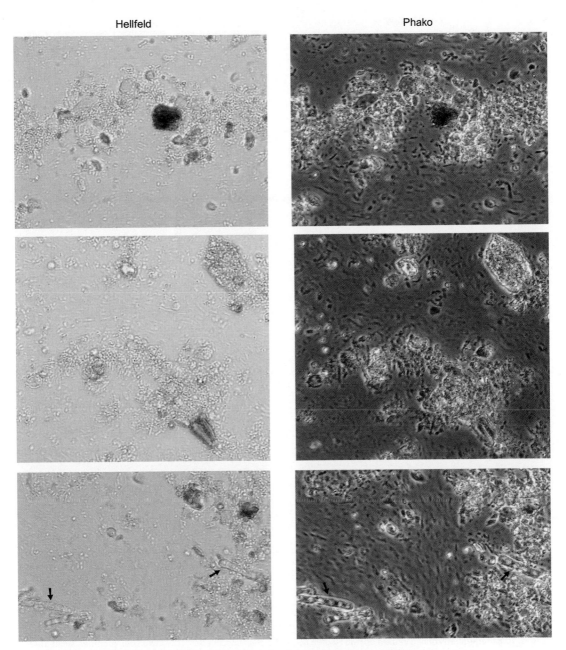

☑ **Abb. 10.80** Braune Fäkalienreste dürfen nicht mit Harnsäurekristalle verwechselt werden.
Vermehrtes Vorkommen von braunen und farblosen (➡) Fäkalienresten mit gleichzeitiger massiver Bakteriurie aufgrund
eines Rektumkarzinoms mit Einbruch in die Harnblase oder aufgrund von Blasen-Darm-Fisteln.

10.10   Spermien

Hellfeld   Phako

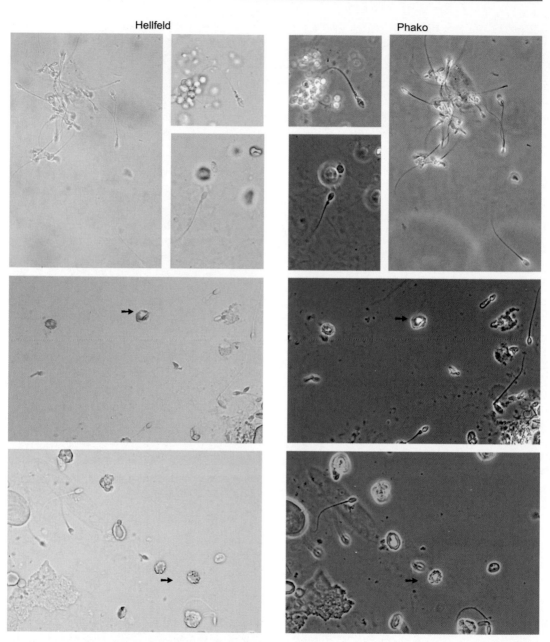

☐ **Abb. 10.81** Spermien können einzeln oder in Haufen liegen. Im Hellfeld kann der Schwanzteil der Spermien leicht übersehen werden. Die Spermienköpfe werden leicht mit Hefezellen verwechselt.

Die gleichzeitige vermehrte Ausscheidung von Spermien und Erythrozyten (➡) im Urin spricht für eine Hämatospermie.

10.11 Kristalle – Übersicht

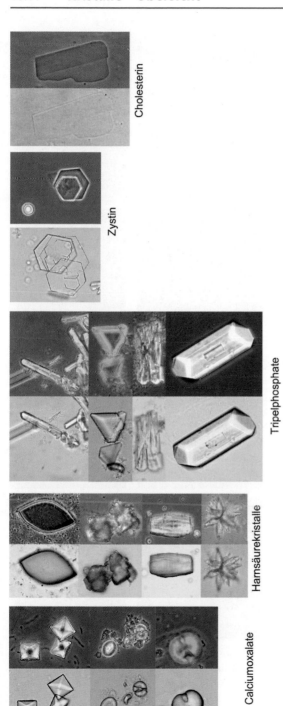

Cholesterin

Zystin

Tripelphosphate

Harnsäurekristalle

Calciumoxalate

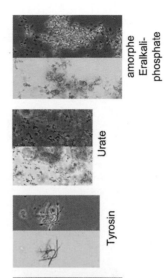

amorphe Eralkali-phosphate

Urate

Tyrosin

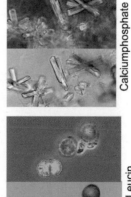

Calciumphosphate

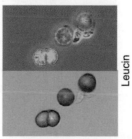

Leucin

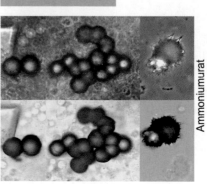

Ammoniumurat

■ Abb. 10.82 Urinkristalle-Übersicht jeweils links Hellfeld- und rechts Phasenkontrastbild

10.11.1 **Zystin**

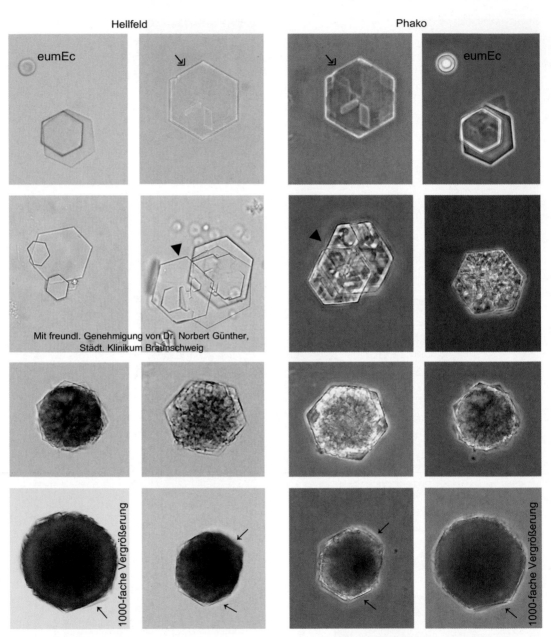

■ **Abb. 10.83** Die Aminosäure Zystin kristallisiert im sauren Milieu (pH<6) zu sechseckigen Kristallen. Diese hexagonalen Platten können einzeln (↘) oder übereinander (►) liegen. Zystinkristalle aus einer älteren Urinprobe weisen eine gröbere Innenstruktur auf und nehmen eine bräunliche Farbe an. Teilweise kann die typische sechseckige Kontur nicht mehr differenziert werden (→).

10.11.2 **Cholesterin**

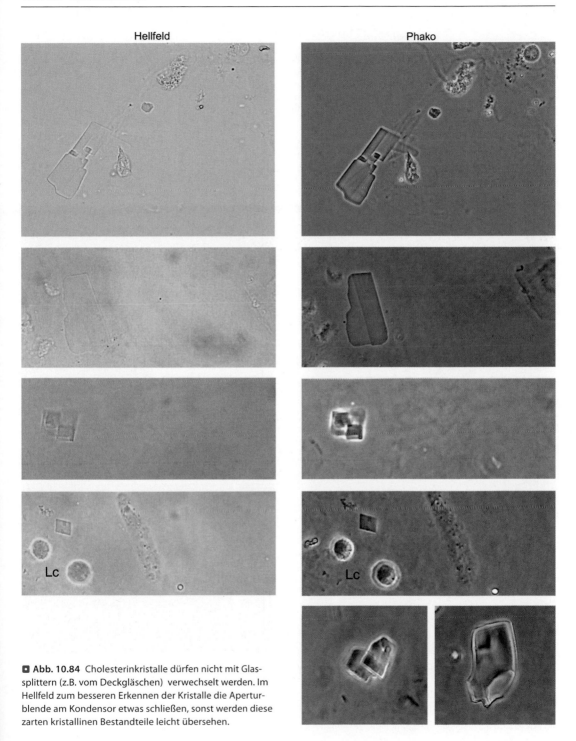

Hellfeld

Phako

Lc

Lc

☐ **Abb. 10.84** Cholesterinkristalle dürfen nicht mit Glas-splittern (z.B. vom Deckgläschen) verwechselt werden. Im Hellfeld zum besseren Erkennen der Kristalle die Apertur-blende am Kondensor etwas schließen, sonst werden diese zarten kristallinen Bestandteile leicht übersehen.

10.11.3 Tyrosinkristalle

Hellfeld   Phako

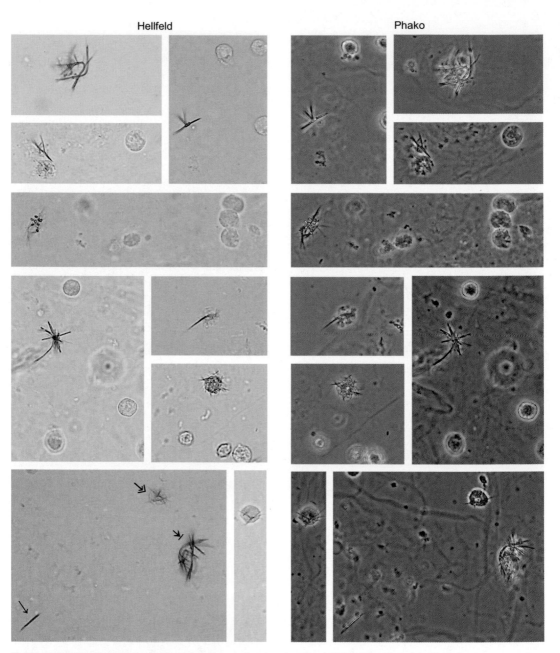

■ **Abb. 10.85** Tyrosin-Kristalle sind im Urinsediment ein sehr sehr seltener Befund. Tyrosinnadeln können:
- einzeln liegen (→),
- als (ungebogenes oder gebogenes) Nadelgeflecht (→|) vorkommen,
- Leukozyten (↘) durchstechen und somit intrazellulär liegen.

Im Phako sind einzeln liegende braungelbe Tyrosinnadel schlechter zu erkennen als im Hellfeld.

10.11.4 Vergleich: Leucin – Ammoniumurat

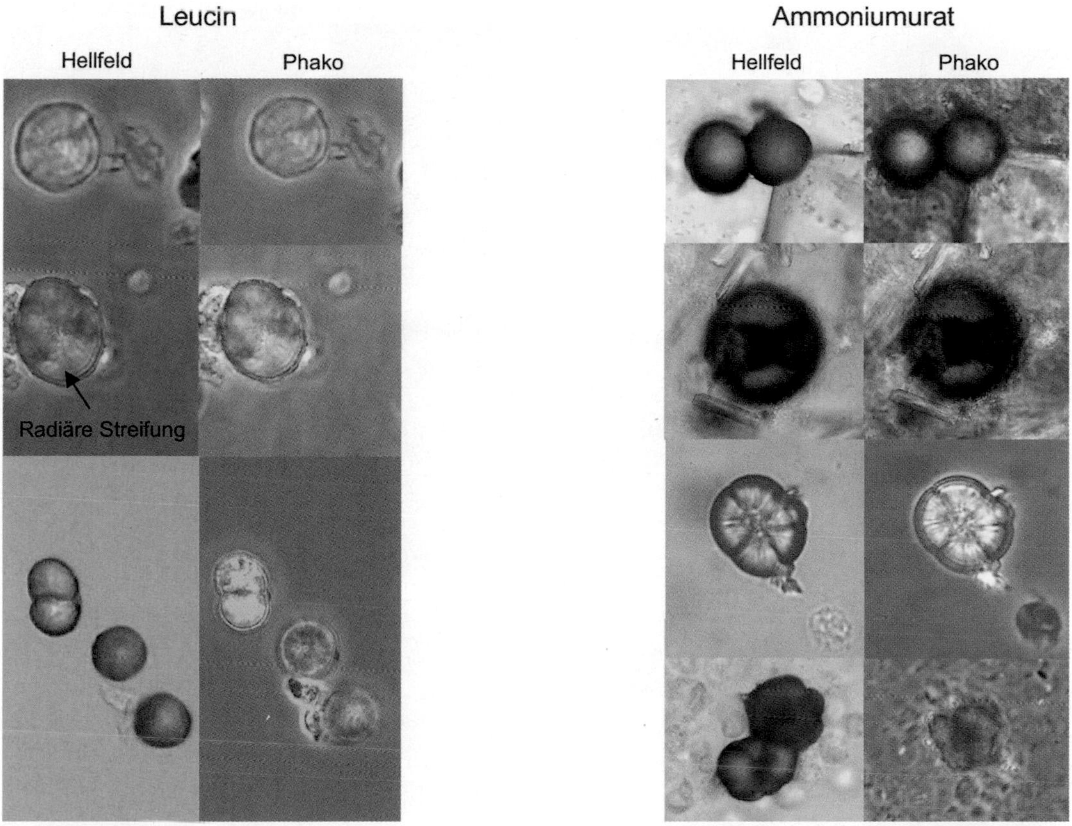

Leucin

Hellfeld   Phako

Radiäre Streifung

Ammoniumurat

Hellfeld   Phako

◻ **Abb. 10.86** Ammoniumurate können leicht mit den sehr selten vorkommenden Leucin- oder 2,8-Dihydroxyadenin- und Xanthinkristallen (vgl. Hesse A (2009)) verwechselt werden. Die selten vorkommenden Kristalle wie 2,8-Dihydroxyadenin und Xanthin können eindeutig nur infrarotspektroskopisch differenziert werden.

10.11.5 Ammoniumurate

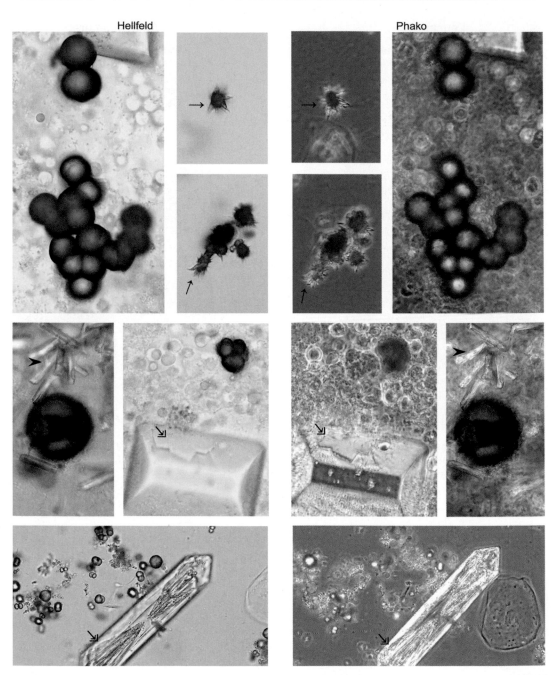

◘ **Abb. 10.87** Braune Ammoniumuratkugeln – teilweise mit dornenartigen Fortsätzen (→) – sind besonders gut im Hellfeld zu differenzieren. Die Kugeln liegen einzeln oder im Konglomerat – und können bei einem bakteriellen Harnwegsinfekt mit ureasepositiven Bakterien auch gemeinsam mit Tripelphosphaten (↘) und Calciumphosphaten (➤) vorkommen.

10.11.6 Calciumoxalate

Hellfeld   Phako

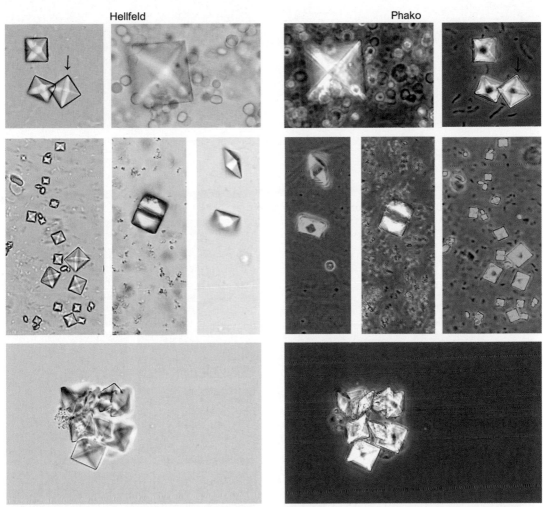

Die Größe der Calcium-Oxalate variiert stark. Sie können einzeln oder in Konglomeraten liegen. Calcium-Oxalate kristallisieren in sehr unterschiedlichen Formen aus. Die häufigsten Formen sind eckig (Briefkuvertform)(⟶), rund (↘), oval (➤) und sanduhrförmig (➤). Runde Calcium-Oxalatformen dürfen nicht mit eumorphen Erythrozyten (☞) verwechselt werden.

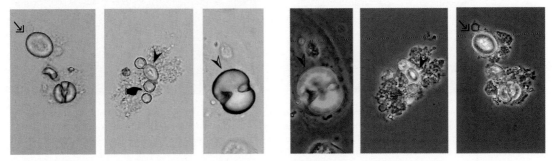

▪ **Abb. 10.88** Ca-Oxalate: eckig, Briefkuvertform, rund, oval, Sanduhrform

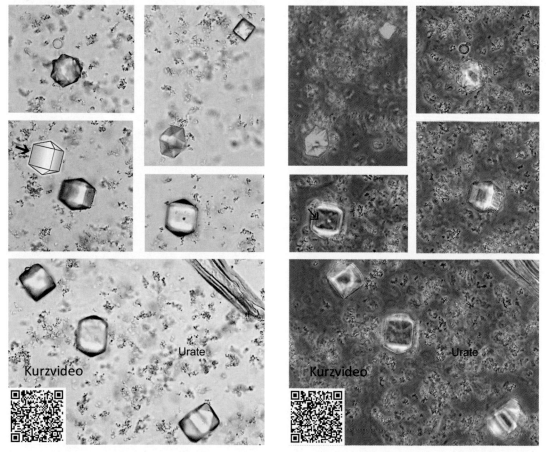

Hellfeld

Phako

◨ **Abb. 10.89** Rund-ovale sowie sanduhrförmige Ca-Oxalate und eumorphe Erythrozyten (➤). Große Kristalle können spontan zerbrechen (➤).

Folgende weiteren Calcium-Oxalat-Formen sind eher selten:

Kurzvideo

Urate

Kurzvideo

Urate

◨ **Abb. 10.90** Seltene kristalline Ca-Oxalatformen. Bei dieser Kristallisationsform ist die dreidimensionale Struktur zu beachten (siehe schematische Darstellung ➜). Die Kontur dieser geometrischen Form ähnelt einem 6-eckigem Zystinkristall und darf damit nicht verwechselt werden! Teilweise kann im Innern dieser Ca-Oxalat-formen im Phasenkontrast das typische Kreuz (↘) wie in der Briefkuvertform wahrgenommen werden.

10.11.7 Harnsäurekristalle

Hellfeld

Phako

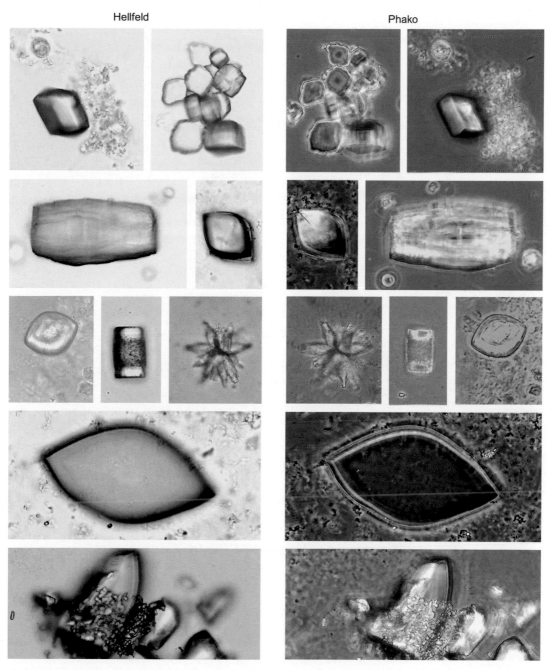

◪ **Abb. 10.91** Die typische Eigenfarbe der Kristalle ist im Hellfeld besser als im Phasenkontrast zu erkennen. Harnsäure-kristalle können in sehr unterschiedlichen Größen und Formen (Tonnen-, Rauten-, Drusenform) auskristallisieren.

10.11.8 Urate – Semiquantitative Beurteilung

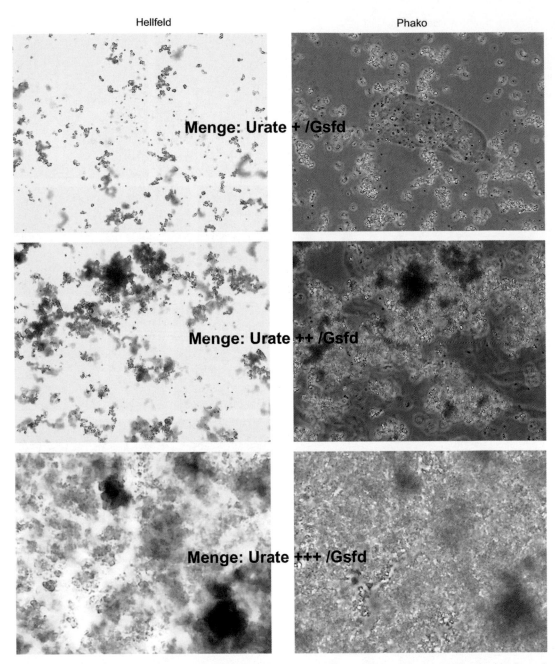

Abb. 10.92 Kommen Urate hochkonzentriert im Urin vor, erkennt man makroskopisch ein braunrotes „Ziegelmehlsediment". Mikroskopisch kann die Farbe der Urate sicher im Hellfeld bestimmt werden. Urin pH<6.

10.11.9 Amorphe Erdalkaliphosphate (Tricalcium- und Trimagnesiumphosphate)

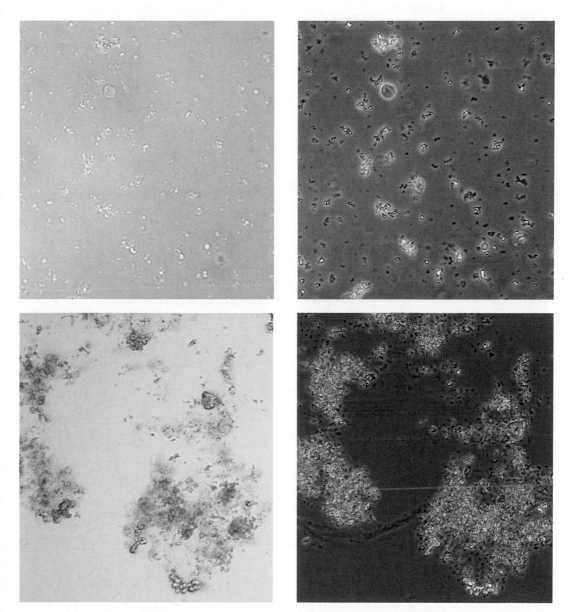

◻ **Abb. 10.93** Amorphe Erdalkaliphosphate kristallisieren im alkalischen Urin als farblose (siehe Hellfeld), sandkorngroße, unregelmäßig geformte Körnchen aus. Bei vermehrtem Vorkommen dieser Kristalle erkennt man makroskopisch ein grau-weißes Sediment.

10.11.10   Vergleich: Urate – Amorphe Erdalkaliphosphate

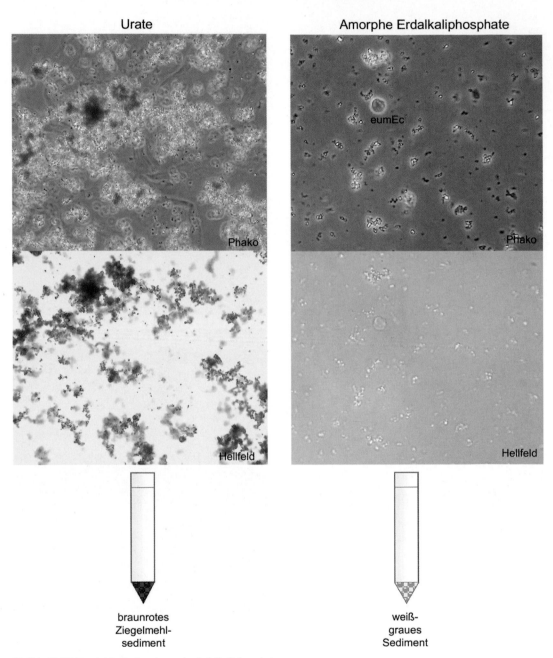

◘ **Abb. 10.94** Vergleich: Urate – Amorphe Erdalkaliphosphate

10.11.11 Tripelphosphate – Sargdeckelform

Hellfeld

Phako

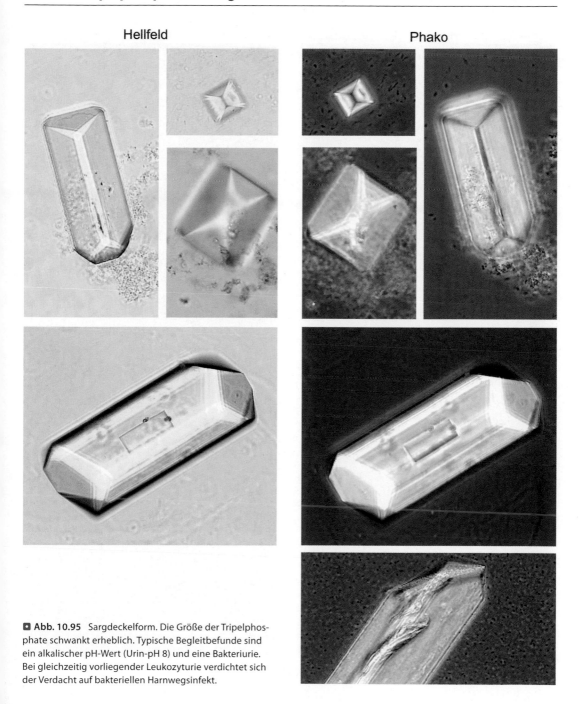

◻ **Abb. 10.95** Sargdeckelform. Die Größe der Tripelphosphate schwankt erheblich. Typische Begleitbefunde sind ein alkalischer pH-Wert (Urin-pH 8) und eine Bakteriurie. Bei gleichzeitig vorliegender Leukozyturie verdichtet sich der Verdacht auf bakteriellen Harnwegsinfekt.

10.11.12 Tripelphosphate – Balken

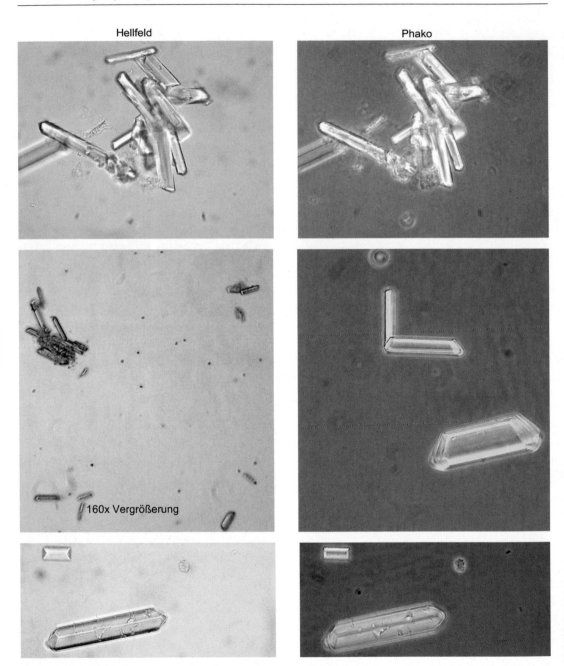

Hellfeld

Phako

160x Vergrößerung

◘ **Abb. 10.96** Längliche Form der Tripelphosphate, teilweise in Haufen liegend.

10.11.13 Seltene Tripelphosphatformen – Farnkrautform und Dreiecksform

Hellfeld

Phako

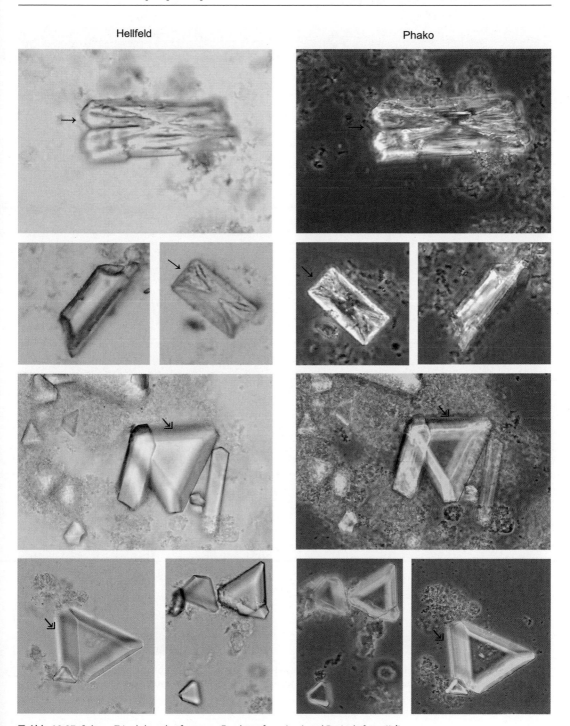

◘ **Abb. 10.97** Seltene Tripelphosphatformen – Farnkrautform (⟶) und Dreiecksform (↘)

Tripelphosphate und Ammoniumurate

Hellfeld   Phako

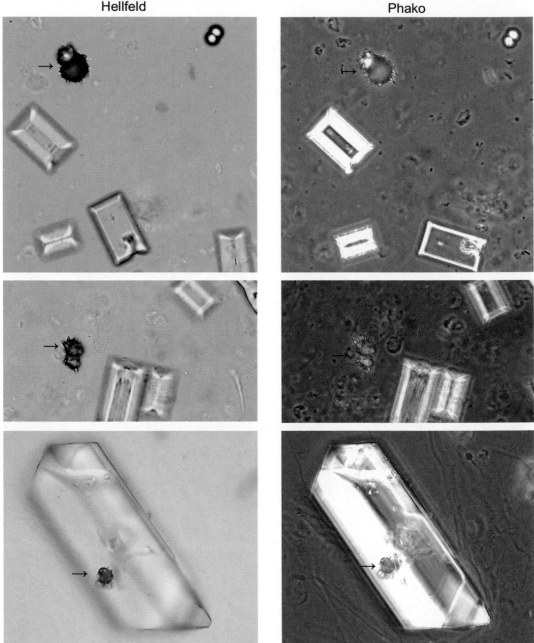

◻ **Abb. 10.98** Tripelphosphat- und Ammoniumurat-Kristalle (⟶) resultieren aus der Verstoffwechselung ureasepositiver Bakterien. Neben den Tripelphosphaten sind im Hellfeld die braunen Ammoniumkugeln deutlich zu erkennen.

10.11.14 Calciumphosphat

Hellfeld   Phako

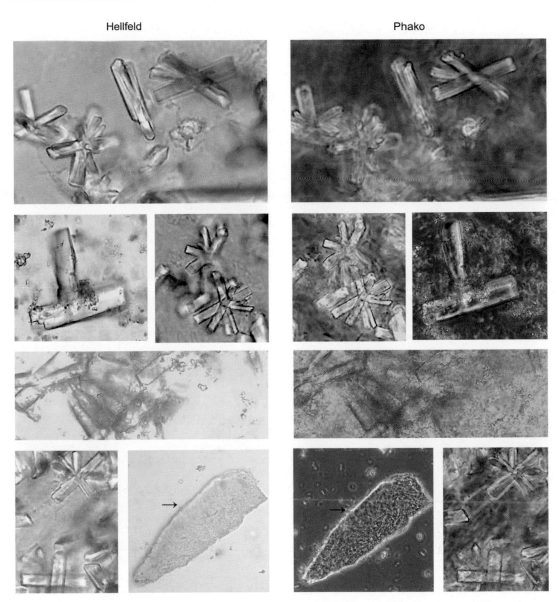

◘ Abb. 10.99 Typisch ist die gefächerte Anordnung der rechteckigen oder keilförmigen Kristalle. Selten kristallisiert Calciumphosphat auch in Form einer Scholle mit unregelmäßigen Ecken (→) im alkalischen bis leicht saurem Harn.

10.11.15 **Medikamtentenkristalle**

Hellfeld   Phako

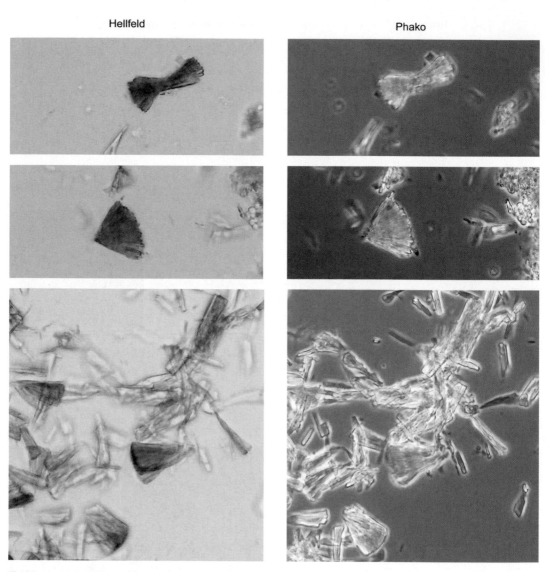

☐ **Abb. 10.100** Kristalline Ausscheidungen von Medikamenten im Urin zeigen häufig auffällige aber untypische Kristallisations-formen. Bei diesen Darstellungen könnte es sich um Amoxicillinkristalle handeln.

10.12 Artefakte

10.12.1 Glassplitter

Glassplitter sind nicht mit Cholesterinkristallen zu verwechseln.

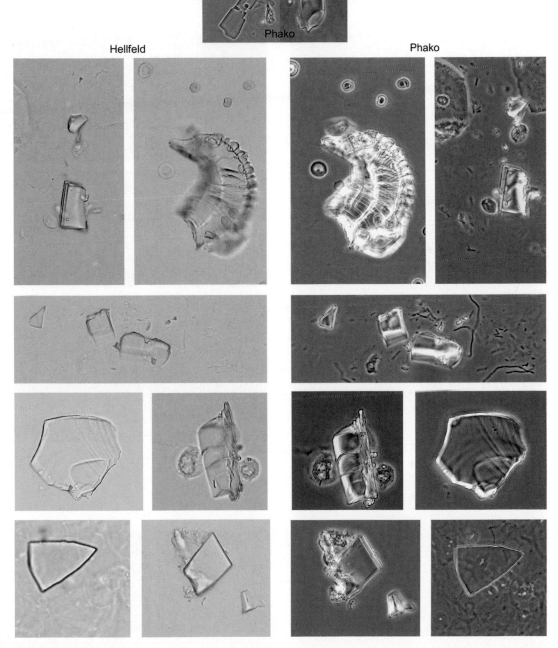

☐ **Abb. 10.101** Glassplitter

10.12.2　Pollen

Pollen sind nicht mit Histiozyten oder Epithelien zu verwechseln.

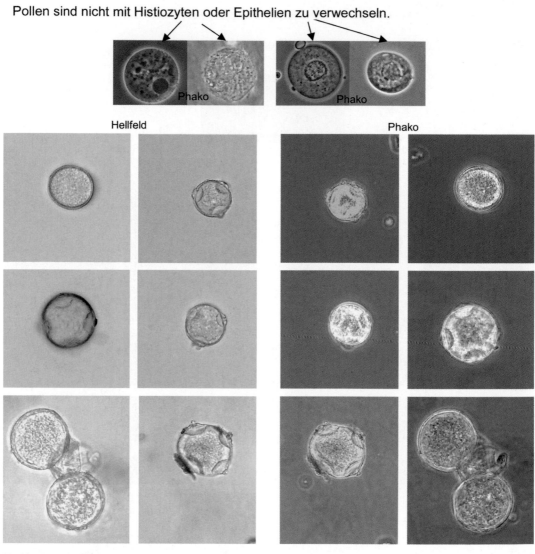

◘ Abb.10.102　Pollen

10.12.3　Stärkekörner

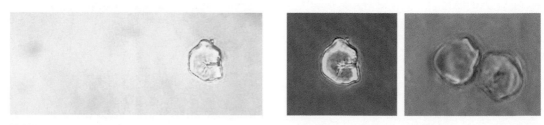

◘ Abb. 10.103　Stärkekörner

10.12.4 Zylindrische Artefakte

Zylindrische Artefakte wie Staub, Fasern, Haare sind nicht mit Zylindern zu verwechseln.

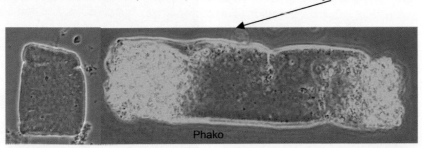

Phako

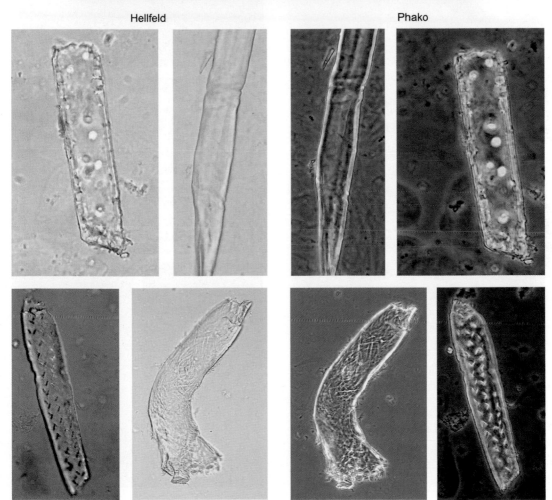

Hellfeld   Phako

Schwierig ist die Unterscheidung von Artefakten und Wachszylinder.

☐ **Abb. 10.104** Zylindrische Artefakte I

Zylindrische Artefakte wie Staub, Fasern, Haare sind nicht mit Zylindern zu verwechseln.

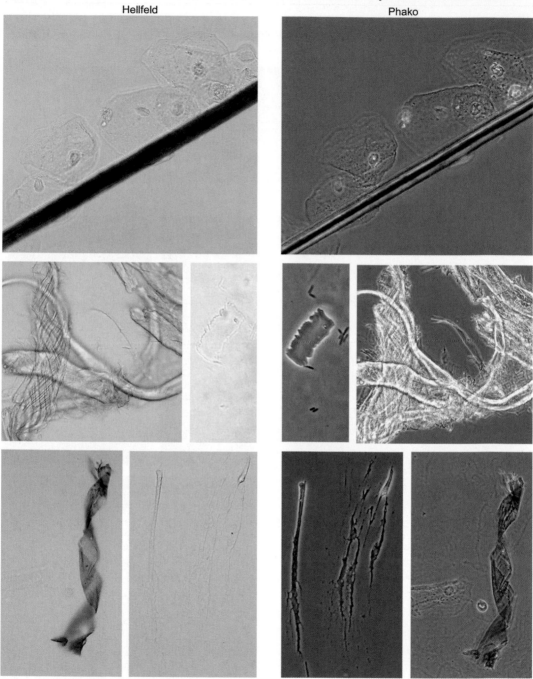

◘ **Abb. 10.105** Zylindrische Artefakte II

10.12.5   Luftblasen und Fetttröpfchen

Luftblasen und Fetttröpfchen sind nicht mit eumorphen Erythrozyten zu verwechseln.

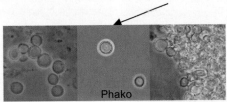

Hellfeld   Phako

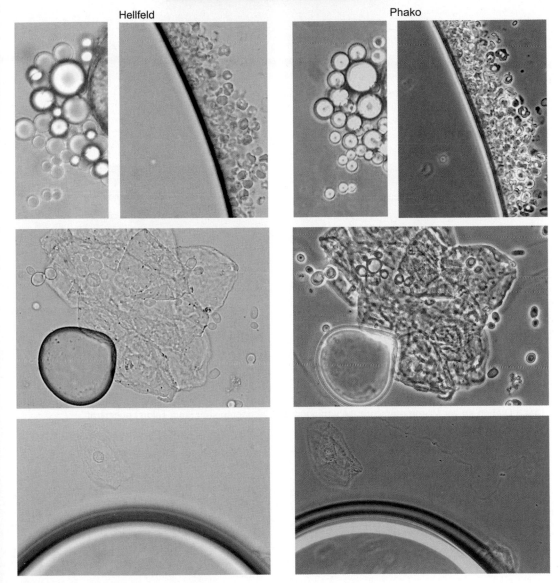

◻ **Abb. 10.106** Luftblasen – kleine und große

Luftblasen

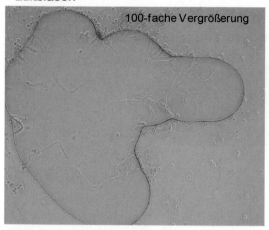
100-fache Vergrößerung

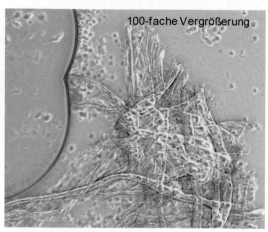
100-fache Vergrößerung

◻ **Abb. 10.107** Luftblasen – groß, in 100-facher Vergrößerung

Fetttröpfchen

Hellfeld

Phako

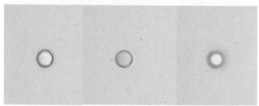

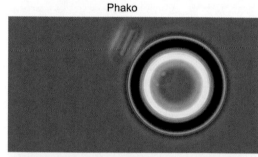

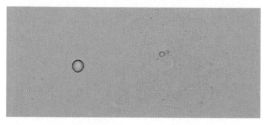

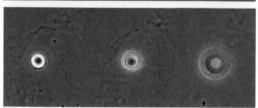

Durch Drehen an der Mikrometerschraube verändert der Fetttropfen sehr stark seine Leuchtkraft.

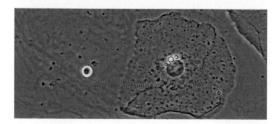

◻ **Abb. 10.108** Fetttröpfchen

10.12.6 Weitere Artefakte

Hellfeld

Phako

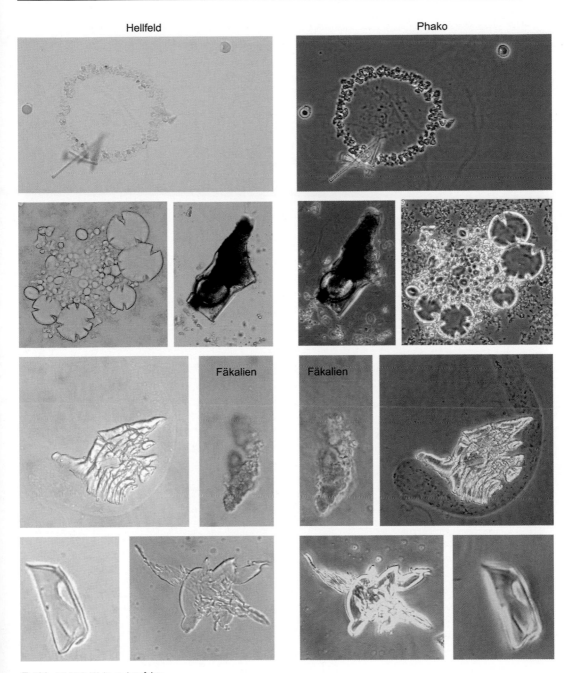

Fäkalien

Fäkalien

◘ **Abb. 10.109** Weitere Artefakte

Teil 3

Mikroskopisches Urinsediment – Auswertung und Befundung

© Springer-Verlag GmbH Deutschland, ein Teil von Springer Nature 2019
J. Neuendorf, *Das Urinsediment*
https://doi.org/10.1007/978-3-662-57935-0_11

11.1 Einführung in die Auswertung und Befundung des mikroskopischen Urinsedimentbildes

Schematische Befundungsbeispiele

■ Übungen zur Auswertung des mikroskopischen Urinsedimentbildes

Im Folgenden kann die Auswertung und somit die Zuordnung und die semiquantitative Erfassung der Urinsedimentbestandteile pro Gesichtsfeld geübt werden.

- Weisen bei der mikroskopischen Durchsicht des Urinsediments alle Gesichtsfelder eine ähnliche Verteilung der Urinsedimentbestandteile auf wie bei der jeweils vorliegenden Abbildung, kann eine wie folgt beschriebene Auswertung durchgeführt werden.
- Dabei achtet man besonders auf Erythrozyten, Leukozyten und Bakterien. Werden neben eumorphen Erythrozyten auch dysmorphe Erythrozyten und Akanthozyten differenziert, muss der jeweilige prozentuale Anteil bestimmt werden.
- Zur besseren Beurteilung der Qualität der Urinprobe zählt man auch die Plattenepithelien pro Gesichtsfeld aus. Ein erhöhtes Vorkommen dieser Epithelien deutet meist darauf hin, dass es sich bei dieser Probe nicht um einen Mittelstrahlurin handelt.
- Darüber hinaus werden alle weiteren Urinsedimentbestandteile pro Gesichtsfeld semiquantitativ erfasst. Eine Ausnahme bilden hierbei die Zylinder. Man addiert hier die jeweiligen Zylindertypen in allen beurteilten Gesichtsfeldern (üblicherweise 20) und gibt als Ergebnis die jeweilige Summe des betreffenden Zylindertyps an.
- Artefakte und Schleimfäden müssen erkannt, aber später im Befund nicht genannt werden.
- Ob die semiquantitative Bestimmung mittels Zahlenwerten oder mit Hilfe von Kreuzen vorgenommen wird, können Sie in ► Kap. 5.8, „Semiquantitative Beurteilung/Einheiten", nachlesen.
- Für eine bessere Durchsicht und Zuordnung der Urinsedimentbestandteile in dickflüssigen und zum Teil sehr zellreichen Urinsedimentproben mikroskopiert man eher an einer dünnen Stelle oder am Rand des Präparats.

Die Grundlagen der korrekten Auswertung und Befundung des mikroskopischen Urinsedimentbilds können anhand folgender schematischer, typischer Befundungsbeispiele geübt werden.

11.1.1 **Normalbefund**

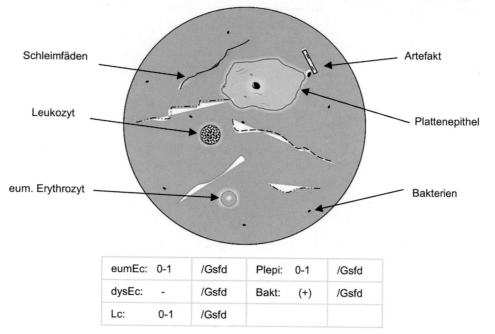

eumEc:	0-1	/Gsfd	Plepi:	0-1	/Gsfd
dysEc:	-	/Gsfd	Bakt:	(+)	/Gsfd
Lc:	0-1	/Gsfd			

◘ **Abb. 11.1** Normalbefund

11.1.2 **Eumorphe Hämaturie I**

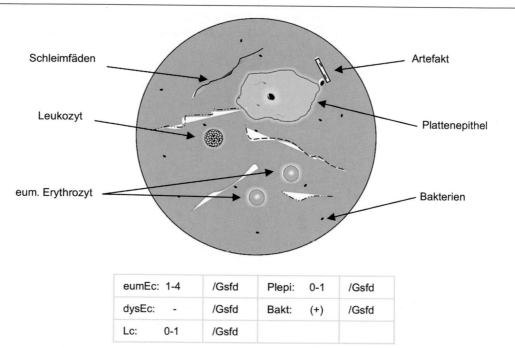

eumEc:	1-4	/Gsfd	Plepi:	0-1	/Gsfd
dysEc:	-	/Gsfd	Bakt:	(+)	/Gsfd
Lc:	0-1	/Gsfd			

◘ **Abb. 11.2** Eurmorphe Hämaturie I

11.1.3 Eumorphe Hämaturie II

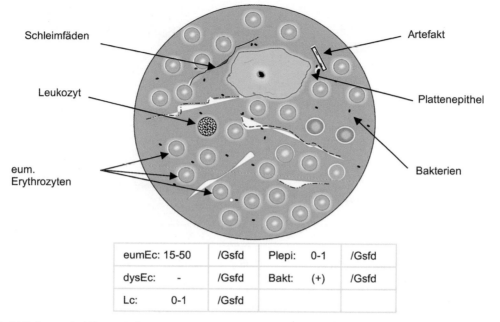

eumEc: 15-50	/Gsfd	Plepi:	0-1	/Gsfd
dysEc: -	/Gsfd	Bakt:	(+)	/Gsfd
Lc: 0-1	/Gsfd			

◻ **Abb. 11.3** Eumorphe Hämaturie II

11.1.4 Dysmorphe Hämaturie

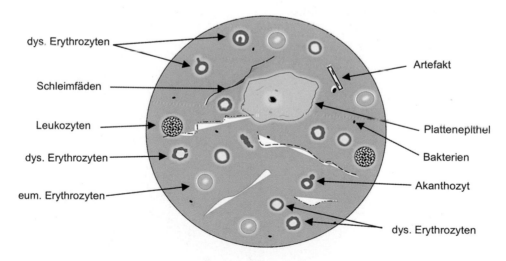

eumEc:	1-4	/Gsfd	Plepi:	0-1	/Gsfd	eumEc:	18	%	
dysEc:	5-15	/Gsfd	Bakt:	(+)	/Gsfd	dysEc:	74	%	} 100 Ec
Lc:	1-4	/Gsfd				Akanthozyten:	8	%	

Eumorphe Erythrozyten, dysmorphe Erythrozyten und Akanthozyten auf 100 Erythrozyten auszählen und %-Anteil bestimmen.

◻ **Abb. 11.4** Dysmorphe Hämaturie → Verdacht auf renale Hämaturie

11.1.5 Dysmorphe Hämaturie mit Erythrozytenzylinder

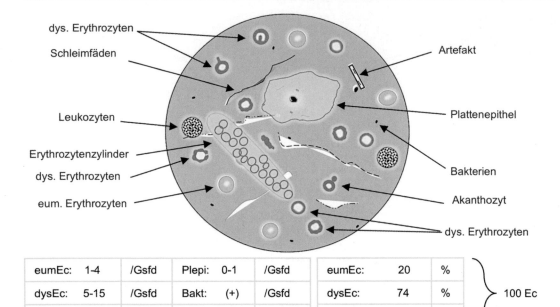

eumEc:	1-4	/Gsfd	Plepi:	0-1	/Gsfd	eumEc:	20	%
dysEc:	5-15	/Gsfd	Bakt:	(+)	/Gsfd	dysEc:	74	%
Lc:	1-4	/Gsfd	Eczyl:	2	/aGsfd	Akanthozyt:	6	%

} 100 Ec

Eumorphe Erythrozyten, dysmorphe Erythrozyten und Akanthozyten auf 100 Erythrozyten auszählen und %-Anteil bestimmen.

☐ **Abb. 11.5** Dysmorphe Hämaturie mit Erythrozytenzylinder → Verdacht auf renale Hämaturie

11.1.6 Bakterieller Harnwegsinfekt

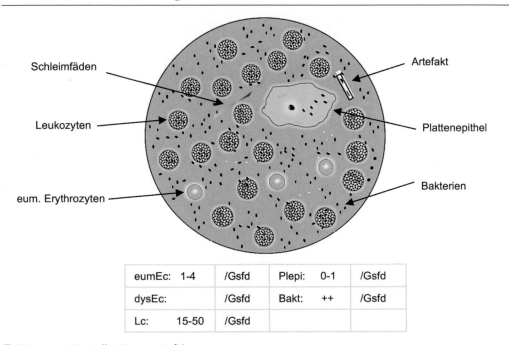

eumEc:	1-4	/Gsfd	Plepi:	0-1	/Gsfd
dysEc:		/Gsfd	Bakt:	++	/Gsfd
Lc:	15-50	/Gsfd			

☐ **Abb. 11.6** Bakterieller Harnwegsinfekt

11.1.7 Bakterieller Harnwegsinfekt mit Nierenbeteiligung

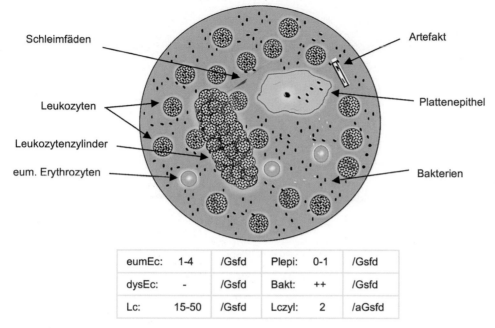

eumEc:	1-4	/Gsfd	Plepi:	0-1	/Gsfd
dysEc:	-	/Gsfd	Bakt:	++	/Gsfd
Lc:	15-50	/Gsfd	Lczyl:	2	/aGsfd

◨ **Abb. 11.7** Bakterieller Harnwegsinfekt mit Nierenbeteiligung

11.1.8 Hefepilzinfektion

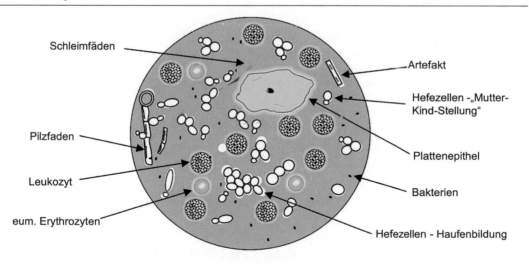

eumEc:	1-4	/Gsfd	Plepi:	0-1	/Gsfd
dysEc:		/Gsfd	Bakt:	(+)	/Gsfd
Lc:	5-15	/Gsfd	Hefezellen:	++	/Gsfd

◨ **Abb. 11.8** Hefepilzinfektion

11.1.9 Hefepilzkontamination

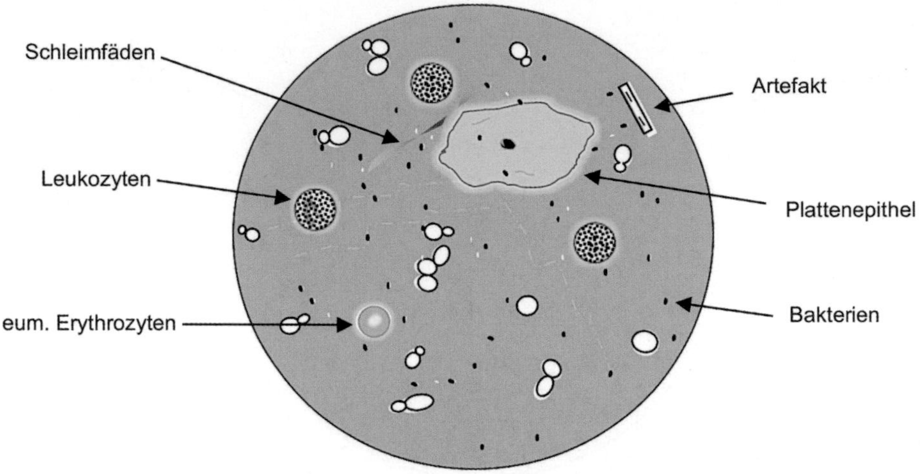

eumEc: 0-1	/Gsfd	Plepi: 1-4	/Gsfd
dysEc: -	/Gsfd	Bakt: (+)-+	/Gsfd
Lc: 1-4	/Gsfd	Hefezellen: (+)	/Gsfd

Abb. 11.9 Hefepilzkontamination

11.1.10 Pseudo-Harnwegsinfekt

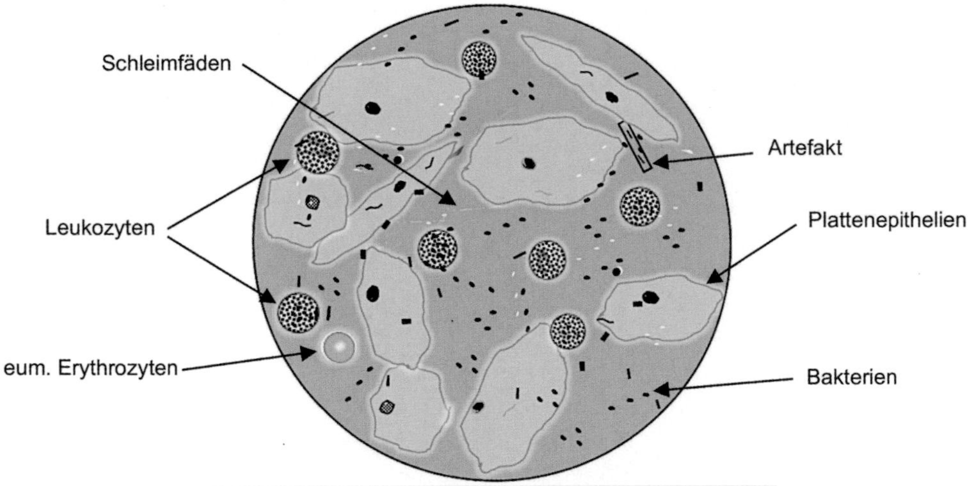

eumEc: 0-1	/Gsfd	Plepi: 5-15	/Gsfd
dysEc: -	/Gsfd	Bakt: +-++	/Gsfd
Lc: 5-15	/Gsfd		

Erklärung: Befinden sich pro Gesichtsfeld mehr als 7-8 Plattenepithelien, kann davon ausgagangen werden, dass die Probe nicht mit dem Mittelstrahlurin entnommen wurde. Somit ist es wahrscheinlich, dass die vermehrten Leukozyten und Bakterien ebenso wie die Plattenepithelien aus dem äußeren Genitaltrakt und nicht aus dem Harntrakt stammen.

Abb. 11.10 Pseudo-Harnwegsinfekt

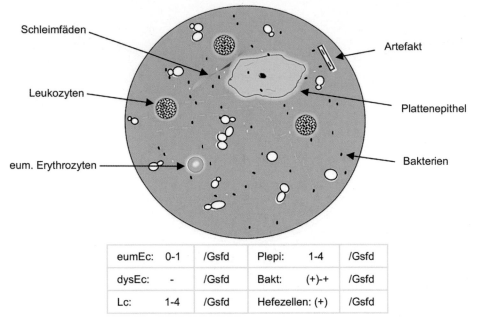

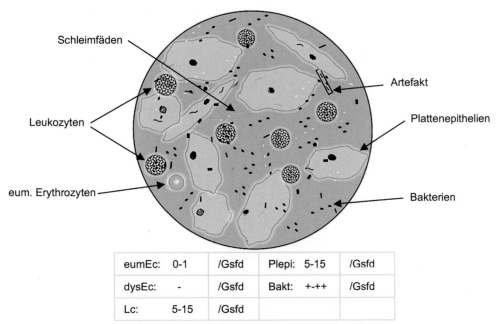

11.1.11   Bakteriurie

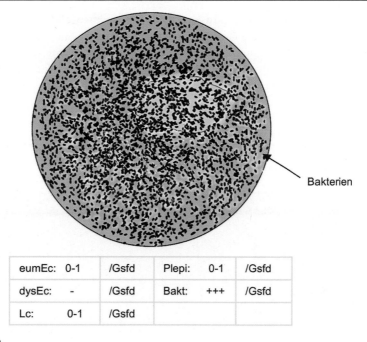

Bakterien

eumEc:	0-1	/Gsfd	Plepi:	0-1	/Gsfd
dysEc:	-	/Gsfd	Bakt:	+++	/Gsfd
Lc:	0-1	/Gsfd			

◨ **Abb. 11.11** Bakteriurie

11.2   Auswertung

■   **Übungen zur Auswertung des mikroskopischen Urinsedimentbildes**

Aus didaktischen und technischen Gründen sind die im Folgenden abgebildeten Fotografien von unterschiedlicher Größe. Die Beurteilung der Urinbestandteile wird trotz unterschiedlicher Gesichtsfeldgröße der einzelnen Fotografien in der Einheit „pro Gesichtsfeld (/Gsfd)" angegeben. Alle Fotografien wurden in derselben mikroskopischen Auflösung (400-fache Vergrößerung/18 mm Sehfeldzahl) erstellt.

11.2.1 Eumorphe Hämaturie

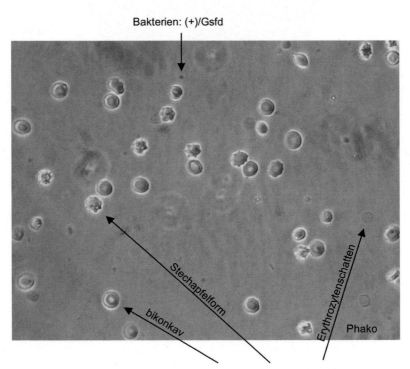

❑ **Abb. 11.12** Eumorphe Hämaturie

11.2.2 Eumorphe Hämaturie und Hefezellen

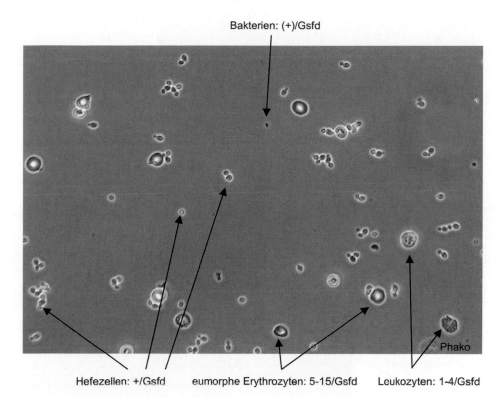

❑ **Abb. 11.13** Eumorphe Hämaturie und Hefezellen

11.2.3 Eumorphe Hämaturie und Hefezellen mit Pilzfäden

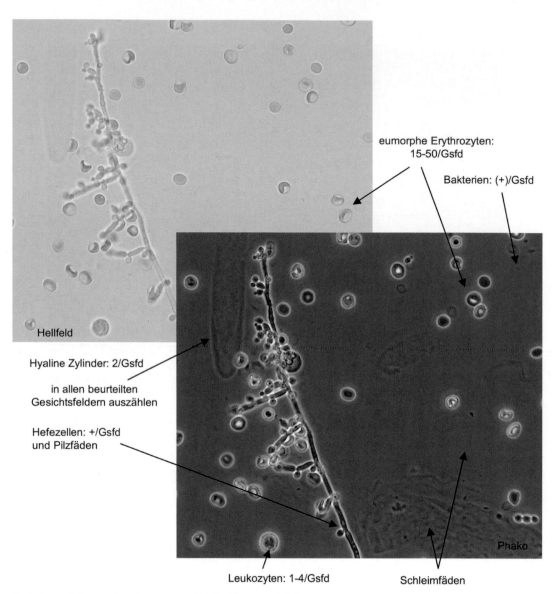

eumorphe Erythrozyten: 15-50/Gsfd

Bakterien: (+)/Gsfd

Hellfeld

Hyaline Zylinder: 2/Gsfd

in allen beurteilten Gesichtsfeldern auszählen

Hefezellen: +/Gsfd und Pilzfäden

Phako

Leukozyten: 1-4/Gsfd

Schleimfäden

◘ Abb. 11.14 Eumorphe Hämaturie und Hefezellen mit Pilzfäden

11.2.4 Eumorphe Hämaturie mit Kristallurie

Leukozyten: 1-4/Gsfd   Bakterien: (+)/Gsfd

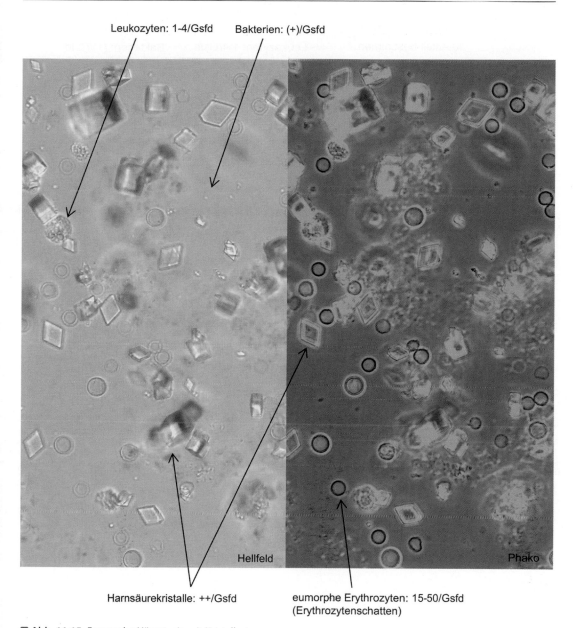

Hellfeld   Phako

Harnsäurekristalle: ++/Gsfd   eumorphe Erythrozyten: 15-50/Gsfd
(Erythrozytenschatten)

◻ **Abb. 11.15** Eumorphe Hämaturie mit Kristallurie

11.2.5 **Dysmorphe Hämaturie**

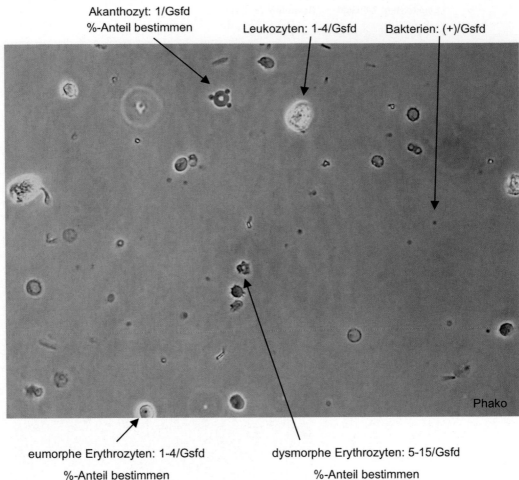

Akanthozyt: 1/Gsfd
%-Anteil bestimmen

Leukozyten: 1-4/Gsfd

Bakterien: (+)/Gsfd

Phako

eumorphe Erythrozyten: 1-4/Gsfd
%-Anteil bestimmen

dysmorphe Erythrozyten: 5-15/Gsfd
%-Anteil bestimmen

Eumorphe Erythrozyten, dysmorphe Erythrozyten und Akanthozyten auf 100 Erythrozyten auszählen und %-Anteil bestimmen!

◘ **Abb. 11.16** Dysmorphe Hämaturie

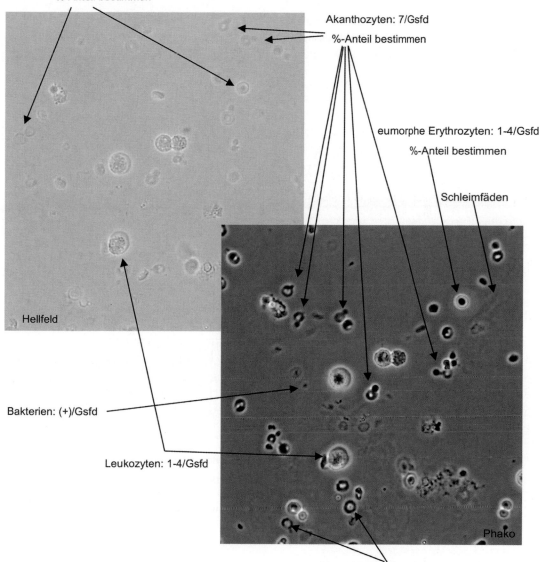

eumorphe Erythrozyten: 5-15/Gsfd
%-Anteil bestimmen

Akanthozyten: 7/Gsfd
%-Anteil bestimmen

eumorphe Erythrozyten: 1-4/Gsfd
%-Anteil bestimmen

Schleimfäden

Hellfeld

Bakterien: (+)/Gsfd

Leukozyten: 1-4/Gsfd

Phako

dysmorphe Erythrozyten: 5-15/Gsfd
%-Anteil bestimmen

Eumorphe Erythrozyten, dysmorphe Erythrozyten und Akanthozyten auf 100 Erythrozyten auszählen und %-Anteil bestimmen!

◨ **Abb. 11.17** Dysmorphe Hämaturie II

11.2.6 Dysmorphe Hämaturie – gefärbt

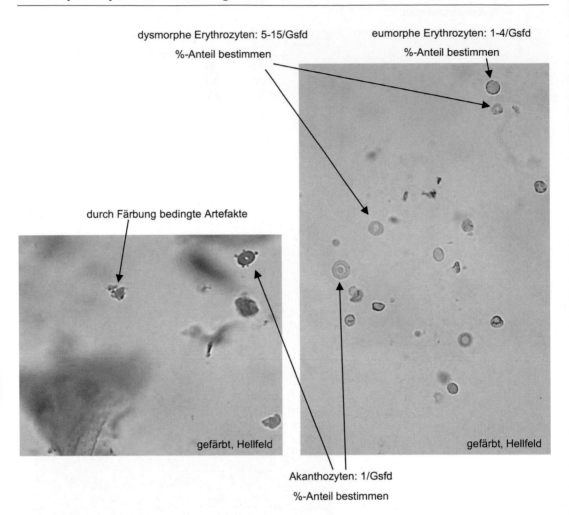

dysmorphe Erythrozyten: 5-15/Gsfd

%-Anteil bestimmen

eumorphe Erythrozyten: 1-4/Gsfd

%-Anteil bestimmen

durch Färbung bedingte Artefakte

gefärbt, Hellfeld

gefärbt, Hellfeld

Akanthozyten: 1/Gsfd

%-Anteil bestimmen

Eumorphe Erythrozyten, dysmorphe Erythrozyten und Akanthozyten auf 100 Erythrozyten auszählen und %-Anteil bestimmen!

■ **Abb. 11.18** Dysmorphe Hämaturie III gefärbt mit KOVA®-Farbreagenz

11.2.7 Dysmorphe Hämaturie und Erythrozytenzylinder

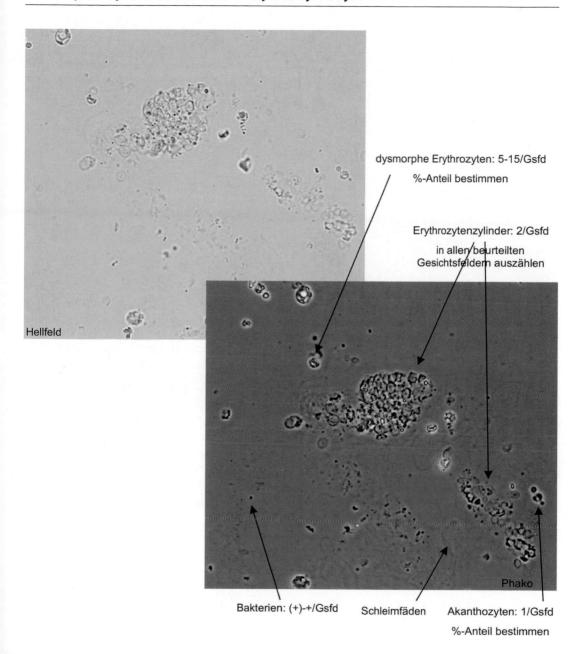

dysmorphe Erythrozyten: 5-15/Gsfd
%-Anteil bestimmen

Erythrozytenzylinder: 2/Gsfd
in allen beurteilten
Gesichtsfeldern auszählen

Hellfeld

Bakterien: (+)-+/Gsfd   Schleimfäden   Akanthozyten: 1/Gsfd
%-Anteil bestimmen

Phako

Eumorphe Erythrozyten, dysmorphe Erythrozyten und Akanthozyten auf 100 Erythrozyten auszählen und %-Anteil bestimmen!

◻ **Abb. 11.19** Dysmorphe Hämaturie und Erythrozytenzylinder

11.2.8 Dysmorphe Hämaturie und Lipidzylinder

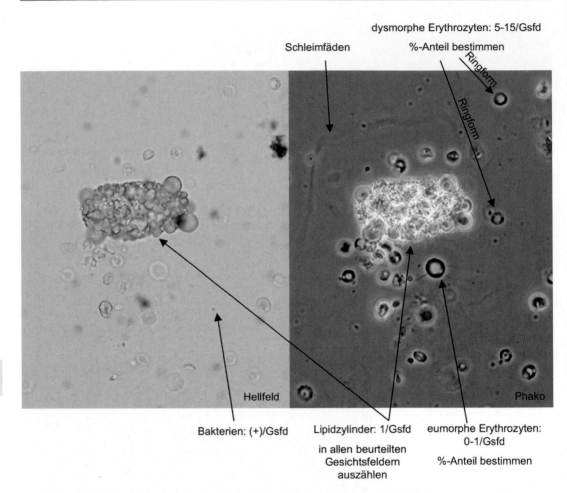

dysmorphe Erythrozyten: 5-15/Gsfd
%-Anteil bestimmen

Schleimfäden

Ringform

Ringform

Hellfeld

Phako

Bakterien: (+)/Gsfd

Lipidzylinder: 1/Gsfd
in allen beurteilten
Gesichtsfeldern
auszählen

eumorphe Erythrozyten:
0-1/Gsfd
%-Anteil bestimmen

Eumorphe Erythrozyten, dysmorphe Erythrozyten und Akanthozyten auf 100 Erythrozyten auszählen und %-Anteil bestimmen!

◻ **Abb. 11.20** Dysmorphe Hämaturie und Lipidzylinder

11.2.9 Dysmorphe Hämaturie mit Hefezellen

eumorphe Erythrozyten: 15-50/Gsfd
%-Anteil bestimmen

Akanthozyten:4/Gsfd
%-Anteil bestimmen

Bakterien: (+)/Gsfd

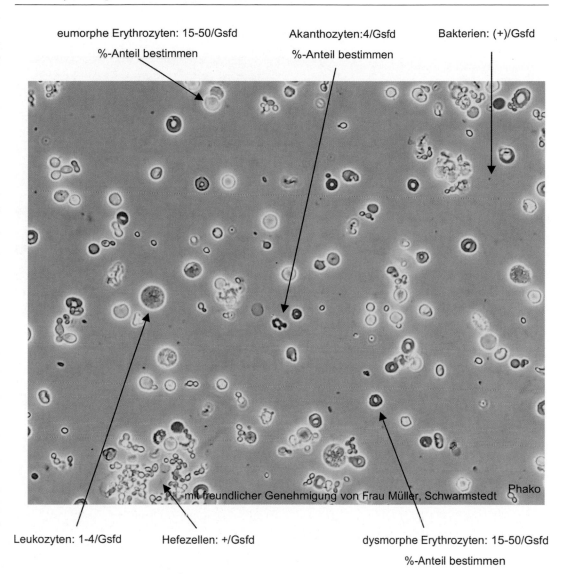

mit freundlicher Genehmigung von Frau Müller, Schwarmstedt

Phako

Leukozyten: 1-4/Gsfd

Hefezellen: +/Gsfd

dysmorphe Erythrozyten: 15-50/Gsfd
%-Anteil bestimmen

Eumorphe Erythrozyten, dysmorphe Erythrozyten und Akanthozyten auf 100 Erythrozyten auszählen und %-Anteil bestimmen!

◻ **Abb. 11.21** Dysmorphe Hämaturie mit Hefezellen

11.2.10   Leukozyturie

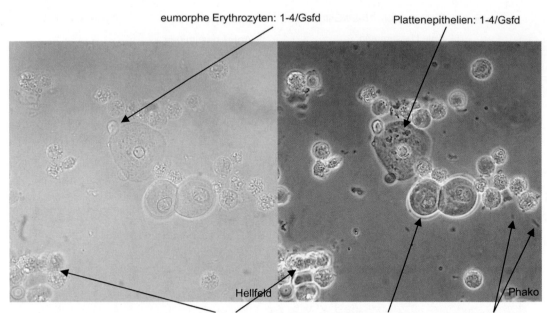

eumorphe Erythrozyten: 1-4/Gsfd

Plattenepithelien: 1-4/Gsfd

Hellfeld

Phako

Leukozyten: 15-50/Gsfd   Übergangsepithelien: 1-4/Gsfd   Bakterien: (+)-+/Gsfd

◘ **Abb. 11.22** Leukozyturie I

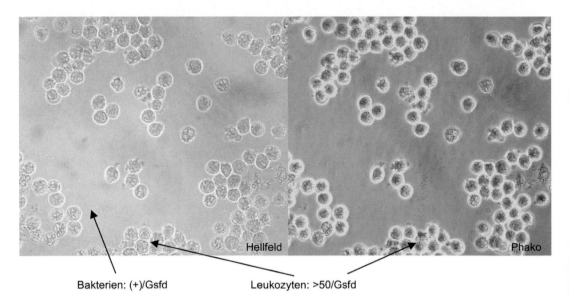

Hellfeld

Phako

Bakterien: (+)/Gsfd   Leukozyten: >50/Gsfd

◘ **Abb. 11.23** Leukozyturie II

11.2.11 Leukozyturie und Bakteriurie

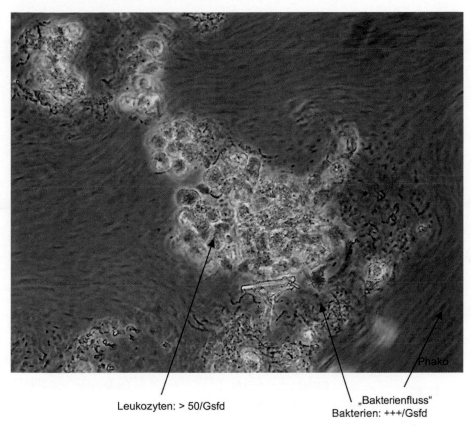

Leukozyten: > 50/Gsfd

„Bakterienfluss"
Bakterien: +++/Gsfd

Phako

◘ **Abb. 11.24** Leukozyturie und Bakteriurie

11.2.12   Leukozyturie, Bakteriurie und Tripelphosphate

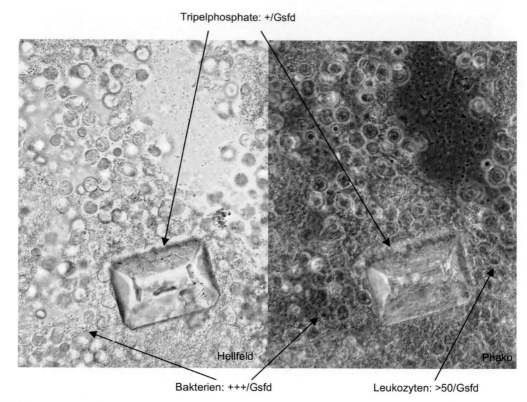

Tripelphosphate: +/Gsfd

Hellfeld

Phako

Bakterien: +++/Gsfd

Leukozyten: >50/Gsfd

Abb. 11.25 Leukozyturie, Bakteriurie und Tripelphosphate

11.2.13 Leukozyturie mit Leukozytenzylinder

Leukozytenzylinder: 1/Gsfd
in allen beurteilten
Gesichtsfelder auszählen

Bakterien: ++/Gsfd

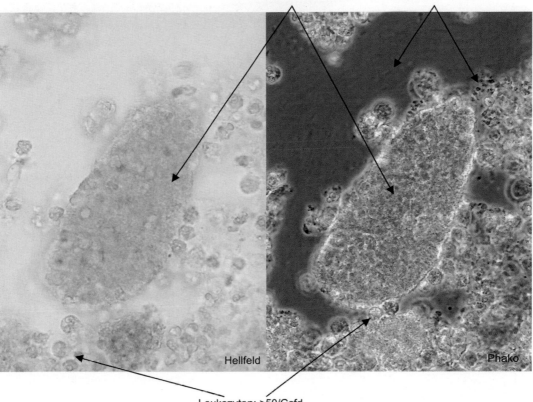

Hellfeld

Phako

Leukozyten: >50/Gsfd

◻ **Abb. 11.26** Leukozyturie mit Leukozytenzylinder

11.2.14   Leukozyturie und Hefepilze

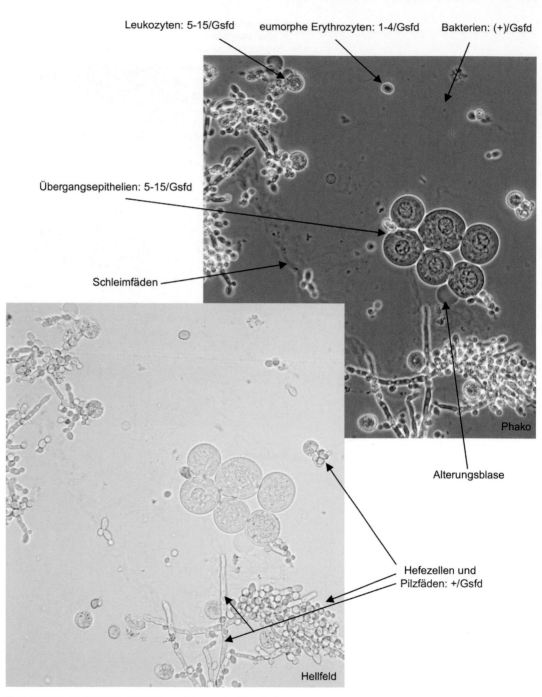

□ **Abb. 11.27** Leukozyturie, Hefepilze und eumorphe Hämaturie

11.2.15 Leukozyturie und Spermien

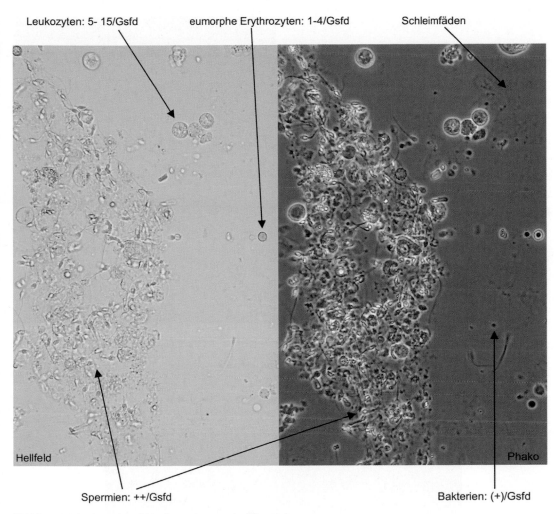

Leukozyten: 5- 15/Gsfd

eumorphe Erythrozyten: 1-4/Gsfd

Schleimfäden

Hellfeld

Phako

Spermien: ++/Gsfd

Bakterien: (+)/Gsfd

◘ **Abb. 11.28** Leukozyturie, Spermien und eumorphe Hämaturie

11.2.16   Bakteriurie und Kristallurie

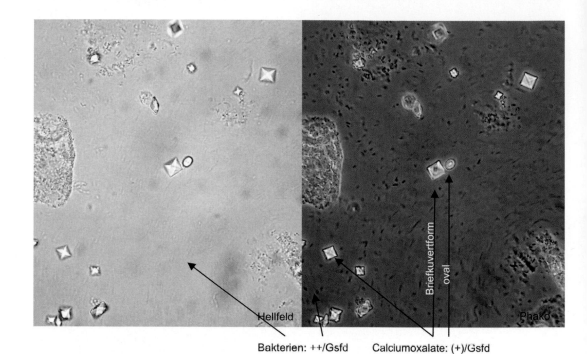

Bakterien: ++/Gsfd   Calciumoxalate: (+)/Gsfd

11

◘ **Abb. 11.29** Bakteriurie und Calcicumoxalaturie (Ca-Oxalate rund und eckig)

Calciumoxalate: +/Gsfd
(rund-oval)

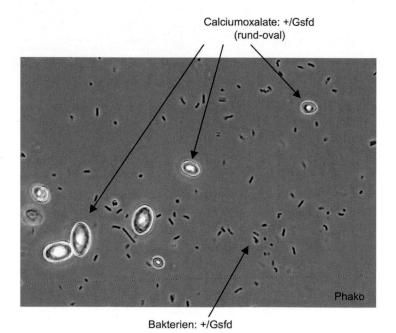

Bakterien: +/Gsfd

Tipp: Rund-ovale Calciumoxalate dürfen nicht mit eumorphen Erythrozyten verwechselt werden. Bei Bedienung des Feintriebs der Mikrometerschraube leuchten die Calciumoxalate im Gegensatz zu den Erythrozyten hell auf.

◘ **Abb. 11.30** Bakteriurie und Calciumoxalaturie (rund/oval)

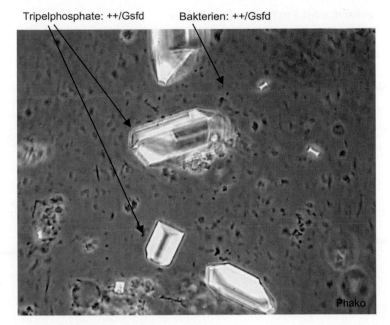

Tripelphosphate: ++/Gsfd   Bakterien: ++/Gsfd

Phako

◻ Abb. 11.31 Bakteriurie und Tripelphosphaturie

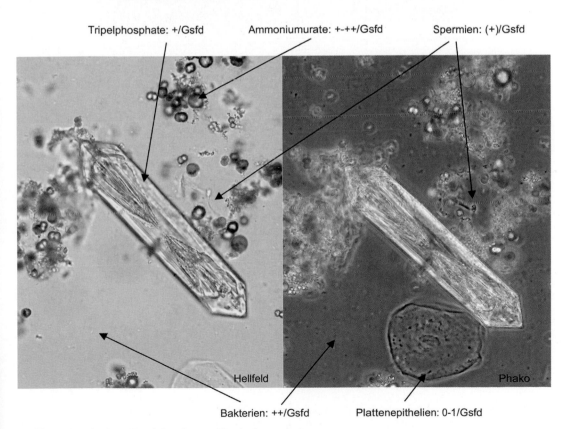

Tripelphosphate: +/Gsfd   Ammoniumurate: +-++/Gsfd   Spermien: (+)/Gsfd

Hellfeld   Phako

Bakterien: ++/Gsfd   Plattenepithelien: 0-1/Gsfd

◻ Abb. 11.32 Bakteriurie, Tripelphosphat- und Ammoniumuraturie

11.2.17   Bakteriurie und Fettkörnchenzellen

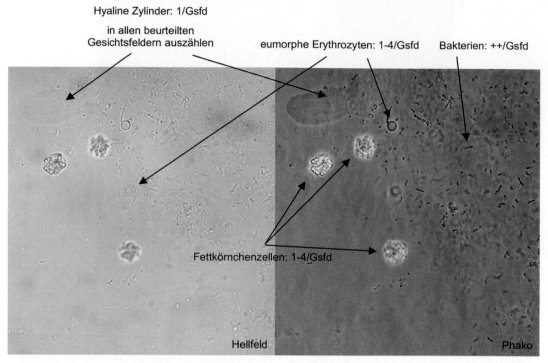

Hyaline Zylinder: 1/Gsfd

in allen beurteilten
Gesichtsfeldern auszählen

eumorphe Erythrozyten: 1-4/Gsfd

Bakterien: ++/Gsfd

Fettkörnchenzellen: 1-4/Gsfd

Hellfeld

Phako

☐ **Abb. 11.33** Bakteriurie und Fettkörnchenzellen

11.2.18 Lipidzylindurie

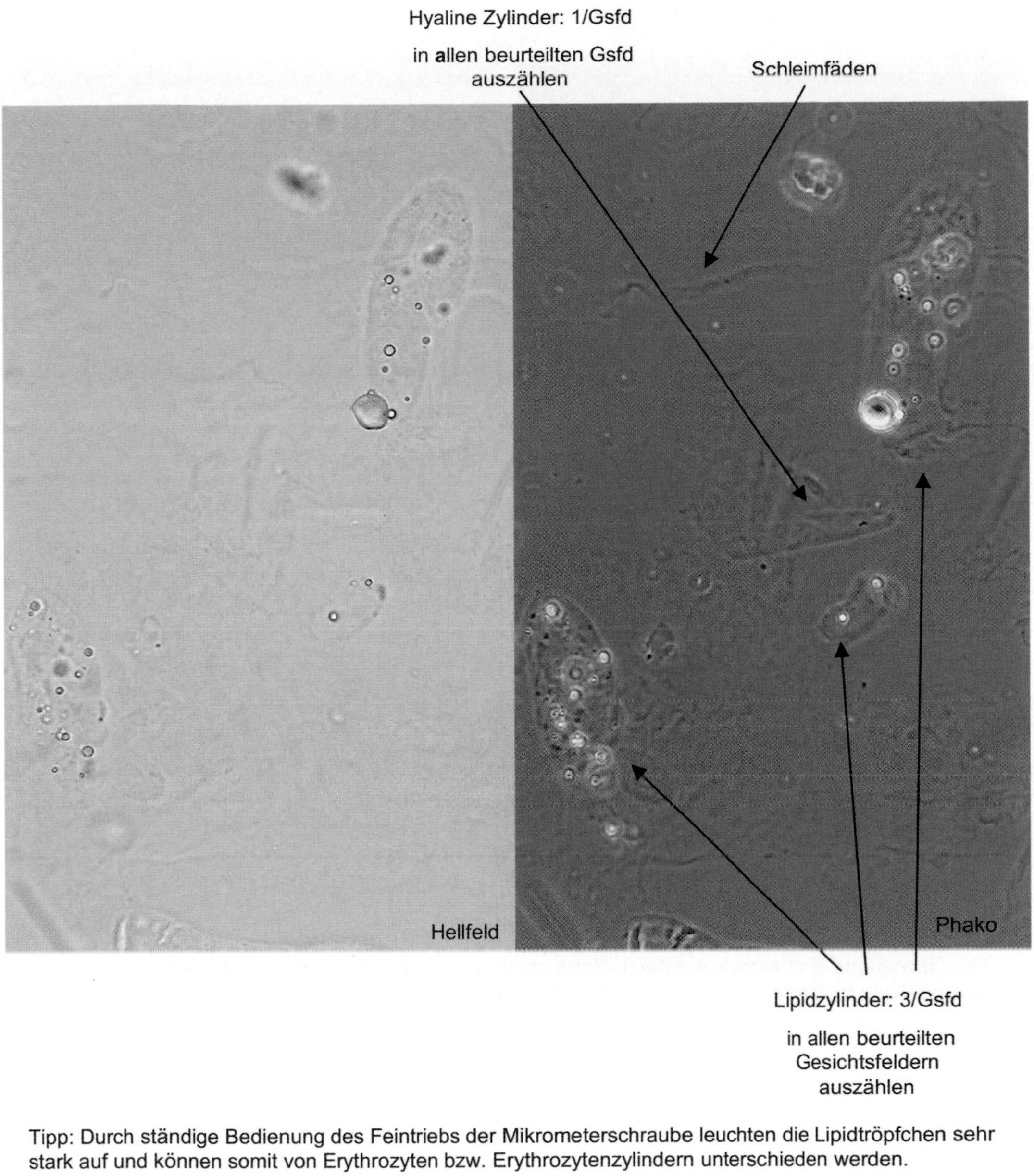
Hyaline Zylinder: 1/Gsfd
in allen beurteilten Gsfd auszählen
Schleimfäden
Hellfeld
Phako
Lipidzylinder: 3/Gsfd
in allen beurteilten Gesichtsfeldern auszählen
Tipp: Durch ständige Bedienung des Feintriebs der Mikrometerschraube leuchten die Lipidtröpfchen sehr stark auf und können somit von Erythrozyten bzw. Erythrozytenzylindern unterschieden werden.

Abb. 11.34 Lipidzylindurie

11.2.19   Atypische Zellen – Verdacht auf Decoy-Zellen

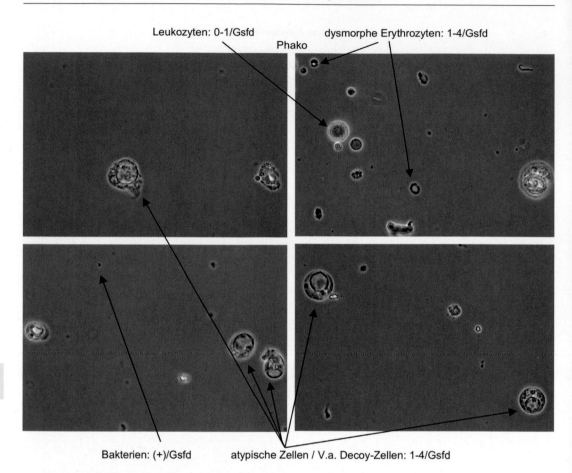

Eumorphe Erythrozyten, dysmorphe Erythrozyten und Akanthozyten auf 100 Erythrozyten auszählen und %-Anteil bestimmen!

Tipp: Es darf nur ein Verdacht auf Decoy-Zellen geäußert werden, da es sich bei atypisch aussehenden Epithelzellen auch um Tumorzellen oder veraltete Zellen/Epithelien handeln könnte.

■ **Abb. 11.35** Atypische Zellen – Verdacht auf Decoy-Zellen

11.2.20 Kristallurie und Lipidzylinder – gefärbt

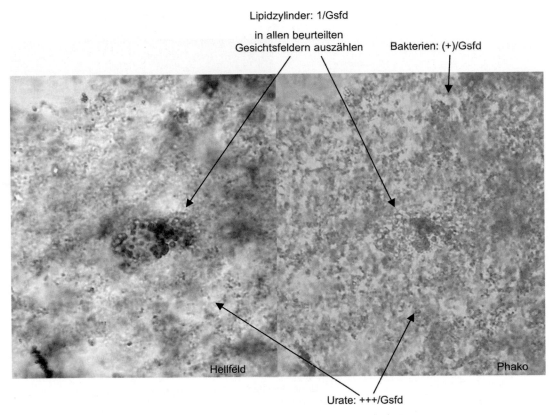

Lipidzylinder: 1/Gsfd
in allen beurteilten
Gesichtsfeldern auszählen

Bakterien: (+)/Gsfd

Hellfeld

Phako

Urate: +++/Gsfd

◻ **Abb. 11.36** Kristallurie (Uraturie) und Lipidzylinder – Fettfärbung mit Sudan IV (Scharlachrot)

11.2.21   Kristallurie I (Calciumoxalate und Urate)

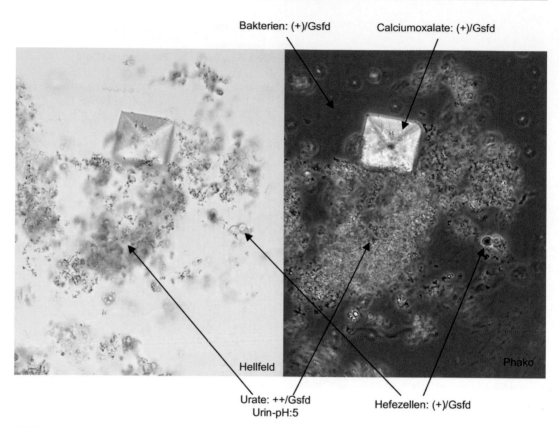

Bakterien: (+)/Gsfd

Calciumoxalate: (+)/Gsfd

Hellfeld

Phako

Urate: ++/Gsfd
Urin-pH:5

Hefezellen: (+)/Gsfd

Abb. 11.37 Kristallurie I (Calciumoxalate und Urate)

11

11.2.22   Kristallurie II (Harnsäurekristalle)

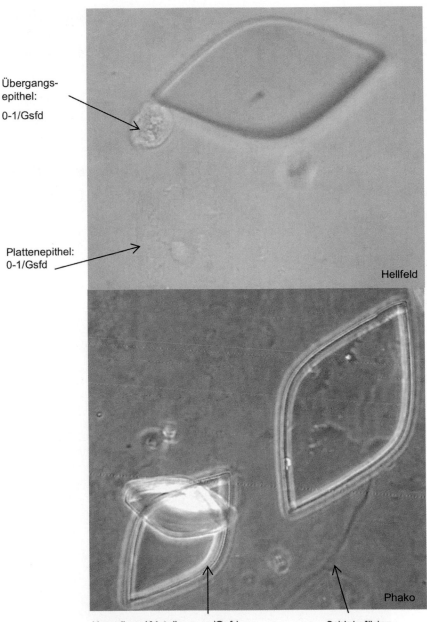

Übergangs-
epithel:
0-1/Gsfd

Plattenepithel:
0-1/Gsfd

Hellfeld

Phako

Harnsäure-Kristalle: +-++/Gsfd

Schleimfäden

◘ **Abb. 11.38** Kristallurie II (Harnsäurekristalle (Rautenform))

11.2.23   Schistosoma-haematobium-Ei und eumorphe Hämaturie

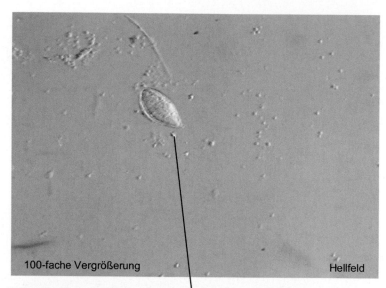

100-fache Vergrößerung   Hellfeld

Eumorphe Erythrozyten: 5 -15/Gsfd - In dieser mikroskopischen Ebene sind nicht alle eumorphen Erythrozyten zu erkennen.

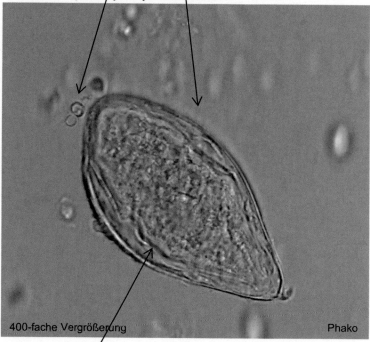

400-fache Vergrößerung   Phako

Schistosoma haematobium Ei: (+)/Gsfd

Tipp: Schon in 100-facher Übersichtsvergrößerung sind die Schistosoma haematobium Eier deutlich zu erkennen.

◻ **Abb. 11.39** Schistosoma-haematobium-Ei und eumorphe Hämaturie

11.3 Befundung

- Übungen zur Befundung des mikroskopischen Urinsedimentbildes

Inhalte des Befunds

- Wesentlicher Grundbestandteil eines Urinsedimentbefunds ist der Basisbefund. Hier werden semiquantitative Aussagen zu den eumorphen Erythrozyten, Leukozyten, Plattenepithelien und Bakterien formuliert.
- Ergänzt wird der Basisbefund durch die semiquantitativen Angaben aller weiteren mikroskopisch gesehenen Urinsedimentbestandteile sowie durch die Aufsummierung der in 20 Gesichtsfeldern erfassten jeweiligen Zylinder.
- Kommen dysmorphe Erythrozyten/Akanthozyten vor, so wird ihr prozentualer Anteil bestimmt, indem eumorphe und dysmorphe Erythrozyten sowie Akanthozyten auf insgesamt 100 Erythrozyten ausgezählt werden.
- Atypisch aussehende Zellen, die nicht weiter zugeordnet werden können, erhalten eine Zellbeschreibung.
- Auf die Angaben von Artefakten und Schleimfäden kann verzichtet werden.

11.3.1 Befundungsblatt Urinstatus (◘ Abb. 11.40; ◘ Abb. 11.41)

◘ **Abb. 11.40** Befundungsblatt: Harnchemie mittels Teststreifen (Stix-Vorlage mit freundl. Genehmigung von Siemens Healthcare Diagnostics)

x: gehört zum Basisbefund

Zellen: — Angabe pro Gsfd — Beurteilung
x Eumorphe Erythrozyten
  Dysmorphe Erythrozyten — %Anteil — Beurteilung
  Akanthozyten — %Anteil
x Leukozyten
  Histiozyten
x Plattenepithelien
  Übergangs-, geschw. Epith.
  Tiefe Urothelzellen
  Nierenepithelien
  Fettkörnchenzellen
  atypische Zellen*
  Spermien

Kristalle: — Angabe pro Gsfd — Beurteilung
  Harnsäure-Kristalle
  Urate
  Ammoniumurate
  Amorphe Erdalkaliphosphate
  Tripelphosphate
  Calcium-Oxalate
  Cholesterin
  Cystin
  Tyrosin
  Leucin

Zylinder: — Angabe aller aGsfd
  Hyaline Zylinder
  Granulierte Zylinder
  Wachszylinder
  Epithelzylinder
  Erythrozytenzylinder
  Leukozytenzylinder
  Fettzylinder
  Fettkörnchenzellzylinder
  Hb-, Myoglobinzylinder

andere Bestandteile:
  Medikamenten-Kristalle
  Verunreinigungen
  sonstige Artefakte
  Fetttropfen

Mikroorganismen: — Angabe pro Gsfd
x Bakterien
  Hefepilze
  Trichomonaden

*Zellbeschreibung: einzeln/im Verband/Anisozytose d. Zellen ____ Kern-Zytoplasma-Verhältnis: _____ Kerngestalt/Nukleolen

_____ Zellgröße/Kerngröße _____ Vakuolen, Granula, sonst. Einschlüsse _____

11

◘ **Abb. 11.41** Befundungsblatt: Urinsediment mit Hinweis auf den Basisbefund

Im Folgenden kann die Befundung der mikroskopischen Urinsedimentbilder geübt werden.

11.3.2 Eumorphe Hämaturie (Stechäpfel) mit feingranuliertem Zylinder

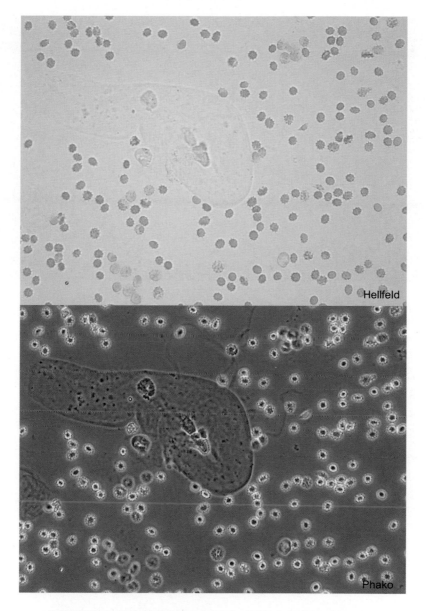

eumEc: > 50	/Gsfd	Plepi:	0-1	/Gsfd
dysEc: -	/Gsfd	Bakt:	(+)	/Gsfd
Lc: 0 - 1	/Gsfd	granZyl:	1	/aGsfd

Abb. 11.42 Eumorphe Hämaturie (Stechäpfel) mit feingranuliertem Zylinder

11.3.3 Eumorphe Hämaturie mit Histiozyten

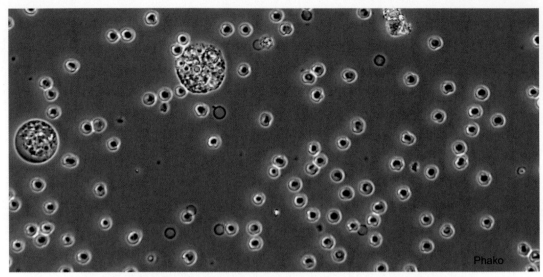

eumEc:	>50	/Gsfd	Plepi:	0-1	/Gsfd
dysEc:	-	/Gsfd	Bakt:	(+)	/Gsfd
Lc:	0-1	/Gsfd	Histiozyt:	1-4	/Gsfd

11

◨ **Abb. 11.43** Eumorphe Hämaturie mit Histiozyten

11.3.4 Eumorphe Hämaturie

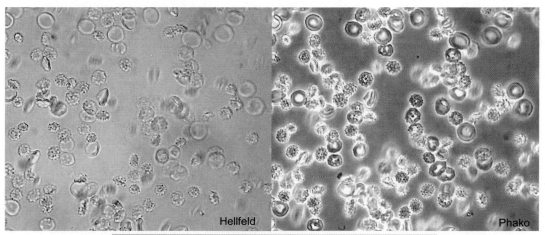

Hellfeld
Phako

eumEc:	>50	/Gsfd	Plepi:	0-1	/Gsfd
dysEc:	-	/Gsfd	Bakt:	(+)	/Gsfd
Lc:	0-1	/Gsfd			

◘ **Abb. 11.44** Eumorphe Hämaturie

11.3.5 Eumorphe Hämaturie und Kristallurie

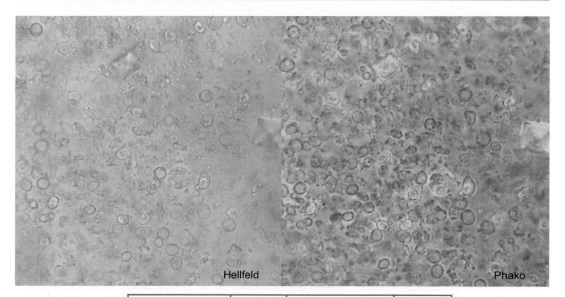

Hellfeld
Phako

eumEc:	>50	/Gsfd	Plepi:	0-1	/Gsfd
dysEc:	-	/Gsfd	Bakt:	+	/Gsfd
Lc:	0-1	/Gsfd	Ca-Oxalat:	(+)-+	/Gsfd

◘ **Abb. 11.45** Eumorphe Hämaturie und Kristallurie (Calciumoxalate, eckig)

11.3.6 Eumorphe Hämaturie und Hefezellen

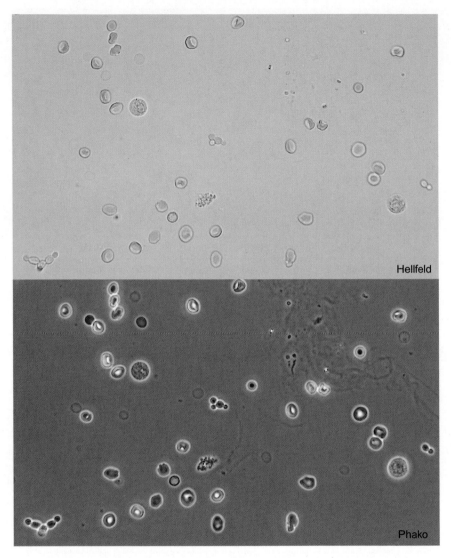

eumEc:	15-50	/Gsfd	Plepi:	0-1	/Gsfd
dysEc:		/Gsfd	Bakt:	(+)	/Gsfd
Lc:	1-4	/Gsfd	Hefezel:	(+)	/Gsfd

Tipp: Auffällig sind die morphologisch vielseitig geformten Erythrozyten (Erythrozytenschatten, bikonkave Erythrozyten). Im Hellfeld können die kontrastarmen Erythrozytenschatten nicht differenziert werden.

◘ **Abb. 11.46** Eumorphe Hämaturie und Hefezellen

11.3.7 Dysmorphe Hämaturie

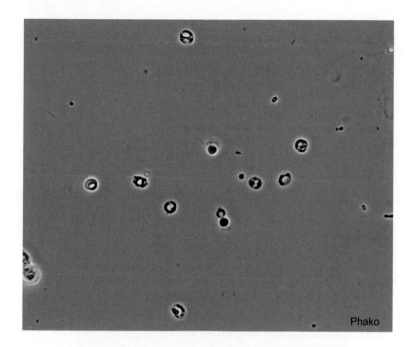

eumEc:	0-1	/Gsfd	Plepi:	0-1	/Gsfd
dysEc:	5-15	/Gsfd	Bakt:	(+)	/Gsfd
Lc:	0-1	/Gsfd			

eumEc:	10	%
dysEc:	80	%
Akantho:	10	%

 100 Ec

Eumorphe Erythrozyten, dysmorphe Erythrozyten und Akanthozyten auf 100 Erythrozyten auszählen und %-Anteil bestimmen!

◘ **Abb. 11.47** Dysmorphe Hämaturie → Verdacht auf renale Hämaturie

11.3.8 Dysmorphe Hämaturie mit Erythrozytenzylinder

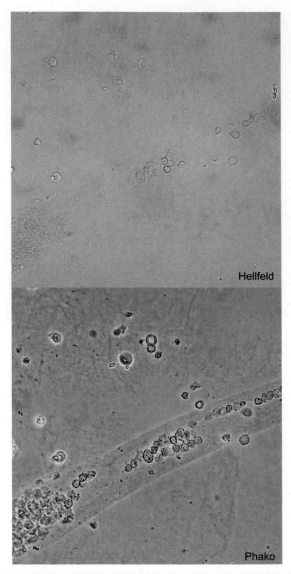

eumEc: 0-1	/Gsfd	Plepi: 0-1	/Gsfd	eumEc:	17	%
dysEc: 5-15	/Gsfd	Bakt: (+)	/Gsfd	dysEc:	75	%
Lc: 0-1	/Gsfd	EcZyl: 1	/aGsfd	Akantho:	8	%

100 Ec

Eumorphe Erythrozyten, dysmorphe Erythrozyten und Akanthozyten auf 100 Erythrozyten auszählen und %-Anteil bestimmen!

◘ **Abb. 11.48** Dysmorphe Hämaturie mit Erythrozytenzylinder → Verdacht auf renale Hämaturie

11.3.9 Erythrozytenzylinder

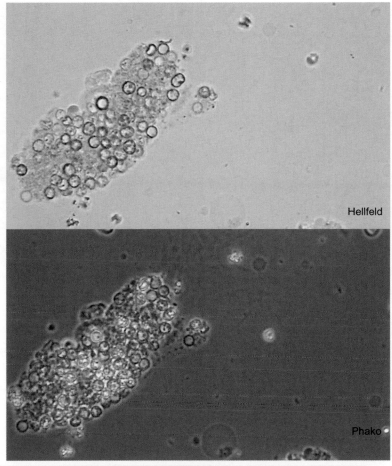

eumEc:	0-1	/Gsfd	Plepi:	0-1	/Gsfd	eumEc:	20	%	
dysEc:	1-4	/Gsfd	Bakt:	(+)	/Gsfd	dysEc:	78	%	100 Ec
Lc:	0-1	/Gsfd	EcZyl:	4	/aGsfd	Akantho:	2	%	

Eumorphe Erythrozyten, dysmorphe Erythrozyten und Akanthozyten auf 100 Erythrozyten auszählen und %-Anteil bestimmen!

◻ **Abb. 11.49** Erythrozytenzylinder → Verdacht auf renale Hämaturie

11.3.10   Hefezellen mit Chlamydosporen

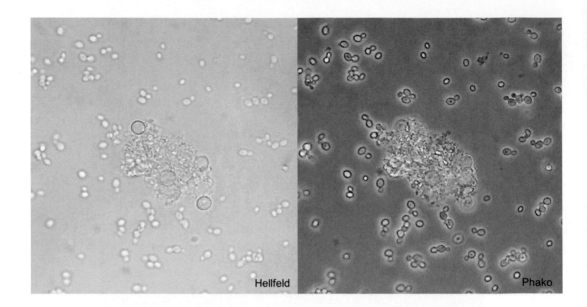

Hellfeld   Phako

eumEc:	0-1	/Gsfd	Plepi:	0-1	/Gsfd
dysEc:		/Gsfd	Bakt:	(+)	/Gsfd
Lc:	0-1	/Gsfd	Hefezel: ++ mit 4 Chlamydosporen		/Gsfd

☐ **Abb. 11.50** Hefezellen mit Chlamydosporen

11.3.11   Hefezellen und Pilzfäden

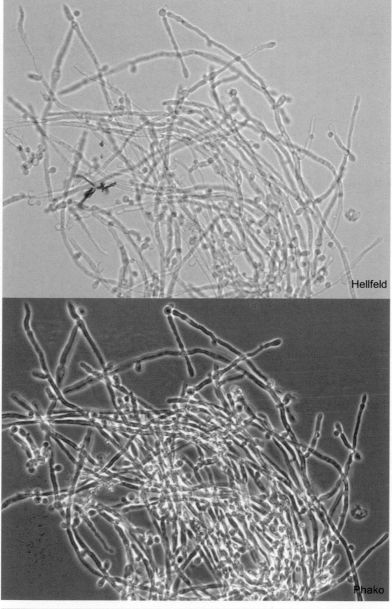

eumEc:	0-1	/Gsfd	Plepi:	0-1	/Gsfd
dysEC:		/Gsfd	Bakt:	(+)	/Gsfd
Lc:	0-1	/Gsfd	Hefezel/Pilzfäden:	++	/Gsfd

◨ **Abb. 11.51** Hefezellen und Pilzfäden

11.3.12   Leukozyturie mit Bakteriurie und eumorpher Hämaturie

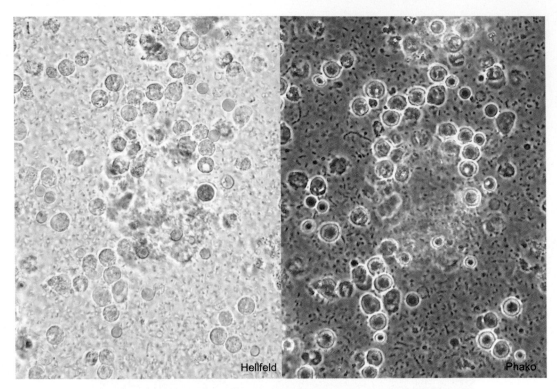

eumEc:	5-15	/Gsfd	Plepi:	0-1	/Gsfd
dysEc:		/Gsfd	Bakt:	+++	/Gsfd
Lc:	15-50	/Gsfd			

◨ **Abb. 11.52** Leukozyturie, Bakteriurie und eumorpher Hämaturie → Verdacht auf bakteriellen Harnwegsinfekt mit Begleitblutung

11.3.13 Leukozyturie und Hefezellen

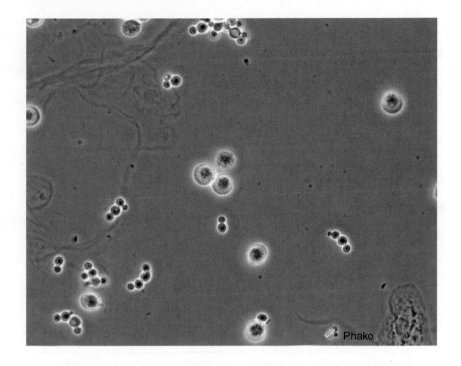

eumEc:	0-1	/Gsfd	Plepi:	0-1	/Gsfd
dysEc:		/Gsfd	Bakt:	(+)	/Gsfd
Lc:	5-15	/Gsfd	Hefezel:	(+)	/Gsfd

◘ **Abb. 11.53** Leukozyturie und Hefezellen → Verdacht auf Hefepilzinfektion

11.3.14 Leukozyturie mit Hefezellen und eumorpher Hämaturie

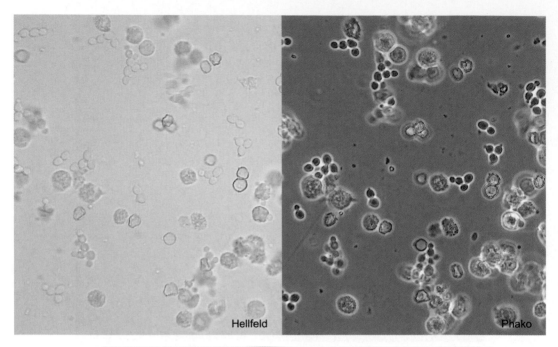

Hellfeld

Phako

eumEc: 5-15 (Ec-Schatten)	/Gsfd	Plepi: 0-1	/Gsfd
dysEc:	/Gsfd	Bakt: (+)	/Gsfd
Lc: 15-50	/Gsfd		

◘ **Abb. 11.54** Leukozyturie mit Hefezellen und eumorpher Hämaturie → Verdacht auf Hefepilzinfektion mit Begleitblutung

11.3.15   Leukozyturie mit Pilzfäden und Hefezellen

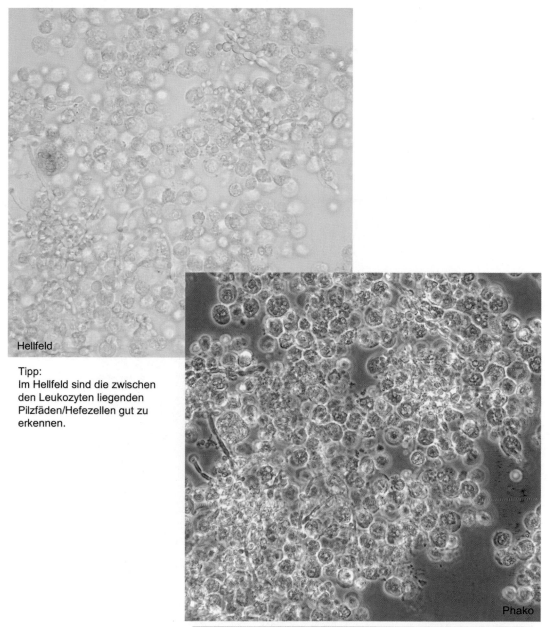

Hellfeld

Tipp:
Im Hellfeld sind die zwischen
den Leukozyten liegenden
Pilzfäden/Hefezellen gut zu
erkennen.

Phako

eumEc: 1-4	/Gsfd	Plepi:	0-1	/Gsfd
dysEc:	/Gsfd	Bakt:	(+)	/Gsfd
Lc: >50	/Gsfd	Hefezel/Pilzfäden: +-++		/Gsfd

▫ Abb. 11.55 Leukozyturie mit Pilzfäden und Hefezellen → Verdacht auf Hefepilzinfektion

11.3.16   Leukozyturie mit Bakterienzylinder

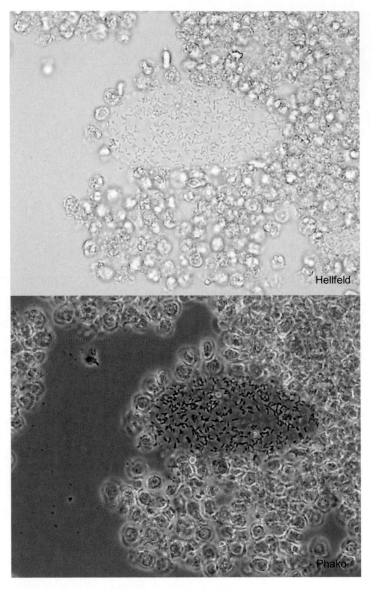

eumEc:	0-1	/Gsfd	Plepi:	0-1	/Gsfd
dysEc:		/Gsfd	Bakt:	++	/Gsfd
Lc:	>50	/Gsfd	BakterienZyl:	10	/aGsfd

◨ **Abb. 11.56** Leukozyturie mit Bakterienzylinder → Verdacht auf schweren bakteriellen Harnwegsinfekt mit Nierenbeteiligung

11.3.17 Leukozyturie, Bakteriurie mit tiefen Urothelzellen

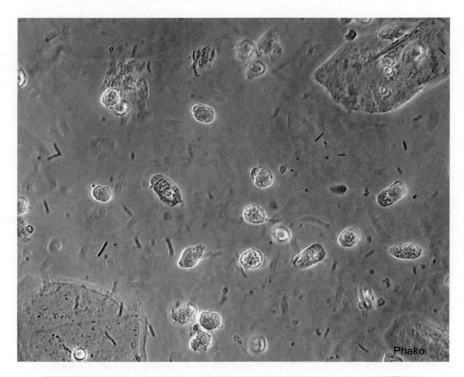

eumEc: 1-4	/Gsfd	Plepi: 1-4	/Gsfd
dysEc:	/Gsfd	Bakt: +-++	/Gsfd
Lc: 5-15	/Gsfd	Tiefe Urothzellen: 1-4	/Gsfd

◘ **Abb. 11.57** Leukozyturie, Bakteriurie mit tiefen Urothelzellen

11.3.18   Leukozyturie und Bakteriurie – Alte Urinprobe

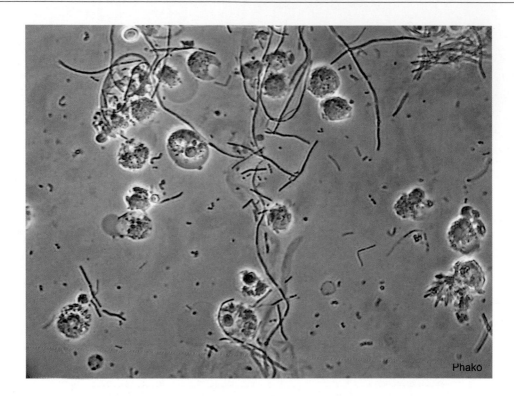

eumEc: 1-4	/Gsfd	Plepi: 0-1	/Gsfd
dysEc:	/Gsfd	Bakt: +-++	/Gsfd
alte(!) Lc: 15-50	/Gsfd		

◻ **Abb. 11.58** Leukozyturie und Bakteriurie – Alte Urinprobe

11.3.19 Pseudo-Harnwegsinfekt – Verdacht auf

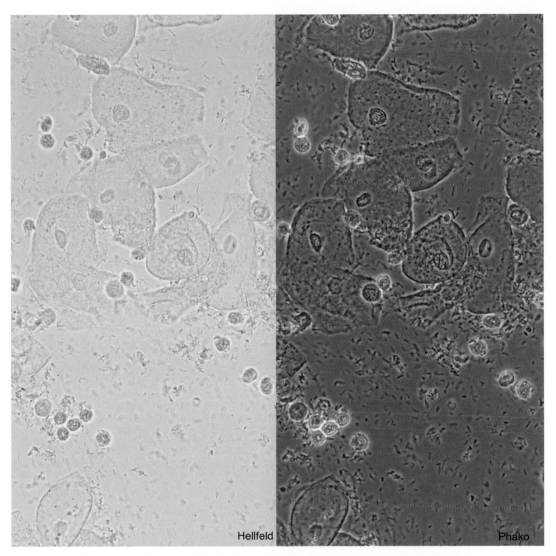

Hellfeld   Phako

eumEc:	0-1	/Gsfd	Plepi:	5-15	/Gsfd
dysEc:		/Gsfd	Bakt:	++	/Gsfd
Lc:	5-15	/Gsfd			

Tipp: Das vermehrte Vorkommen von Plattenepithelien (>7-8/Gsfd) im Urinsediment weist darauf hin, dass die Urinprobe nicht als Mittestrahl entnommen wurde. Die hier ebenfalls vermehrt auftretenden Leukozyten und Bakterien können somit aus dem äußeren Genitaltrakt stammen. Deshalb ist das Vorliegen eines Harnwegsinfekts als fraglich anzusehen.

◘ **Abb. 11.59** Pseudo-Harnwegsinfekt – Verdacht auf

11.3.20   **Bakteriurie**

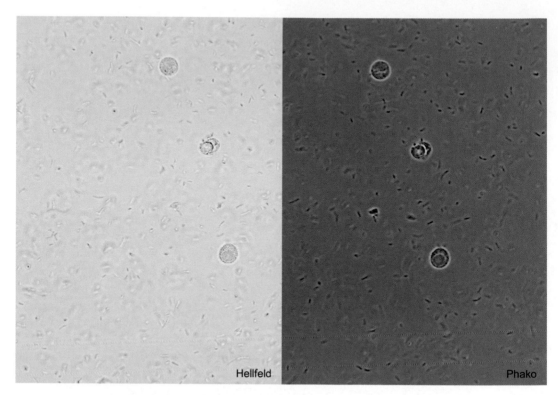

eumEc:	0-1	/Gsfd	Plepi:	0-1	/Gsfd
dysEc:		/Gsfd	Bakt:	+++	/Gsfd
Lc:	1-4	/Gsfd			

◘ **Abb. 11.60** Bakteriurie I

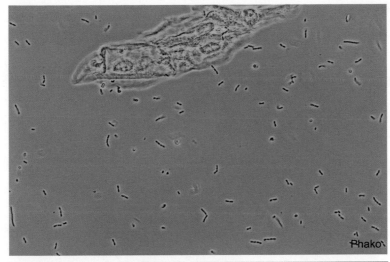

eumEc:	0-1	/Gsfd	Plepi:	1-4	/Gsfd
dysEc:		/Gsfd	Bakt:	+-++	/Gsfd
Lc:	0-1	/Gsfd			

◘ **Abb. 11.61** Bakteriurie II

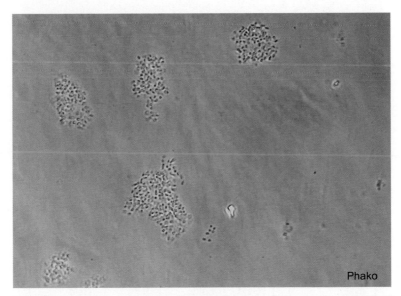

eumEc:	0-1	/Gsfd	Plepi:	0-1	/Gsfd
dysEc:		/Gsfd	Bakt:	+-++	/Gsfd
Lc:	0-1	/Gsfd			

◘ **Abb. 11.62** Bakteriurie III

11.3.21   Bakteriurie und Fäkalien

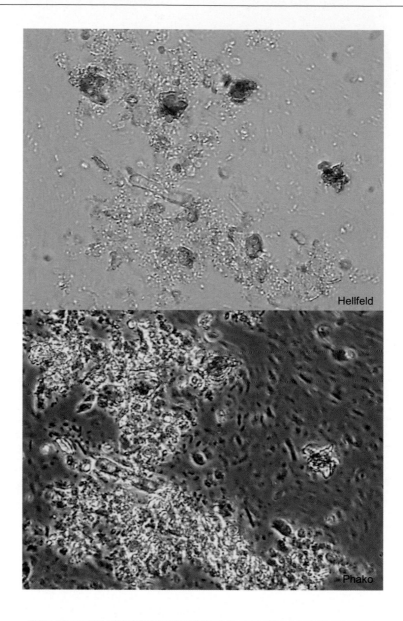

eumEc: 0 - 1	/Gsfd	Plepi: 0 - 1	/Gsfd
dysEc:	/Gsfd	Bakt: +++	/Gsfd
Lc: 0 - 1	/Gsfd	Fäkalienreste: ++	/Gsfd

▣ **Abb. 11.63** Bakteriurie und Fäkalien

11.3.22 Kristallurie (Harnsäurekristalle und Calciumoxalate)

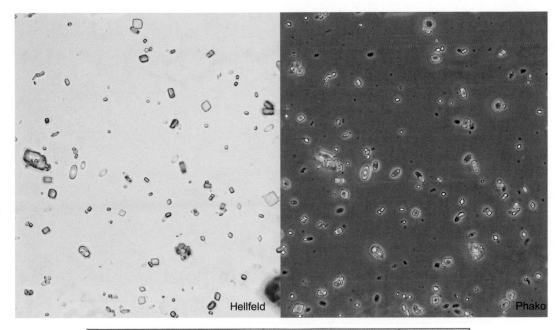

eumEc: 0-1	/Gsfd	Plepi: 0-1	/Gsfd
dysEc: -	/Gsfd	Bakt: (+)	/Gsfd
Lc: 0-1	/Gsfd	Harnsäurekristalle: + (Rautenform)	/Gsfd
		Ca-Oxalate: + (rund)	/Gsfd

◨ **Abb. 11.64** Kristallurie I (Harnsäurekristalle und Calciumoxalate)

11.3.23   Kristallurie (Harnsäurekristalle und Urate)

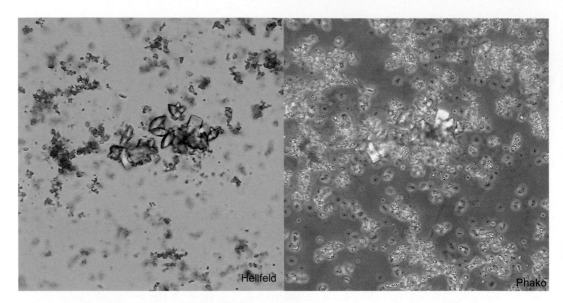

eumEc:	0-1	/Gsfd	Plepi:	0-1	/Gsfd
dysEc:	-	/Gsfd	Bakt:	(+)-+	/Gsfd
Lc:	0-1	/Gsfd	Harnsäurekristalle: +		/Gsfd
			Urate:	++	/Gsfd

◩ **Abb. 11.65** Kristallurie II (Harnsäurekristalle und Urate – Urin-pH=5,5)

11.3.24   Kristallurie (Calciumoxalate eckig/Briefkuvertform und rund/oval)

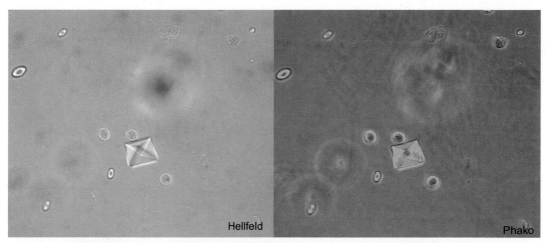

eumEc:	0-1	/Gsfd	Plepi:	0-1	/Gsfd
dysEc:	-	/Gsfd	Bakt:	(+)	/Gsfd
Lc:	1-4	/Gsfd	Ca-Oxalate:	+	/Gsfd

◘ **Abb. 11.66** Kristallurie III (Calciumoxalate eckig/Briefkuvertform und rund/oval)

11.3.25   Kristallurie (Amorphe Erdalkaliphosphate)

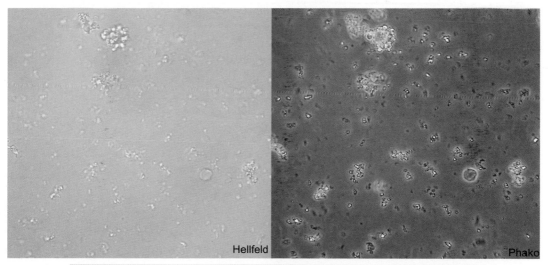

eumEc:	0-1	/Gsfd	Plepi:	0-1	/Gsfd
dysEc:	-	/Gsfd	Bakt:	(+)-+	/Gsfd
Lc:	0-1	/Gsfd	Erdalkaliph:	+	/Gsfd

◘ **Abb. 11.67** Kristallurie IV (Amorphe Erdalkaliphosphate – Urin-pH=8)

11.3.26   Granulierter Zylinder

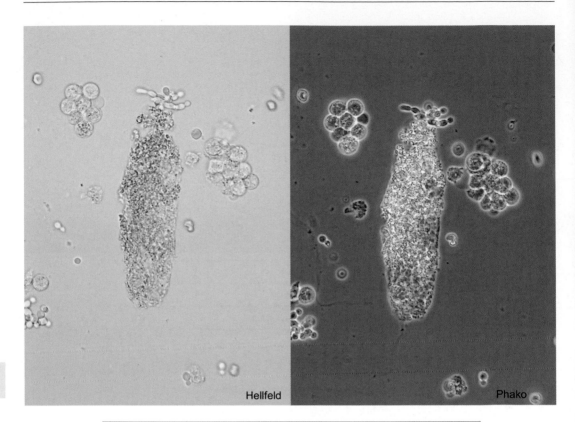

eumEc:	5-15	/Gsfd	Plepi:	0-1	/Gsfd
dysEc:		/Gsfd	Bakt:	(+)	/Gsfd
Lc:	5-15	/Gsfd	Hefezel:	(+)	/Gsfd
			granZyl:	3	/aGsfd

◻ **Abb. 11.68** Granulierter Zylinder, Leukozyturie und Hefezellen

11.3.27 Fettkörnchenzellzylinder

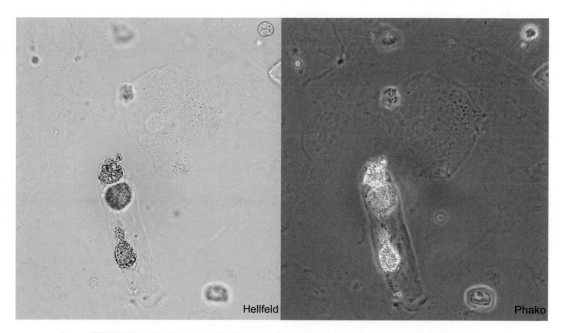

Hellfeld · Phako

eumEc:	0-1	/Gsfd	Plepi:	0-1	/Gsfd
dysEc:		/Gsfd	Bakt:	(+)	/Gsfd
Lc:	0-1	/Gsfd	FettközelZyl:	7	/aGsfd

◻ **Abb. 11.69** Fettkörnchenzellzylinder

11.3.28   Nierenepithelzylinder

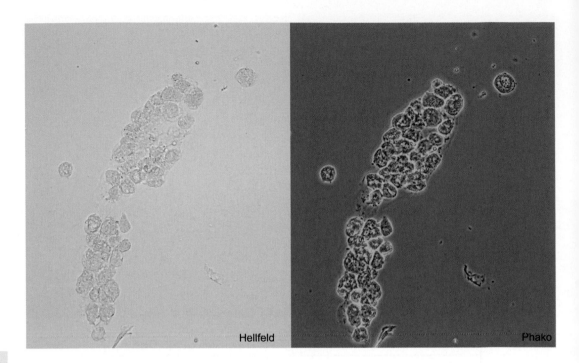

eumEc:	0-1	/Gsfd	Plepi:	0-1	/Gsfd
dysEc:		/Gsfd	Bakt:	(+)	/Gsfd
Lc:	0-1	/Gsfd	EpithZyl:	10	/aGsfd
Nierenepithel:	0-1	/Gsfd			

◨ **Abb. 11.70** Nierenepithelzylinder

11.3.29 Zylindurie (Hyaline Zylinder)

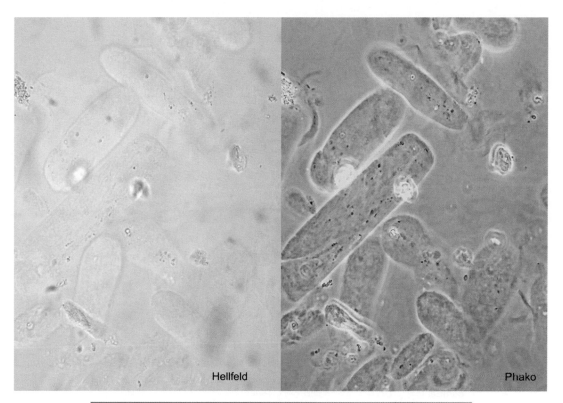

Hellfeld

Phako

eumEc:	0-1	/Gsfd	Plepi:	0-1	/Gsfd
dysEc:		/Gsfd	Bakt:	(+)	/Gsfd
Lc:	0-1	/Gsfd	hyalZyl:	110	/aGsfd

◨ **Abb. 11.71** Zylindurie (Hyaline Zylinder)

11.3.30 Wachszylinder, Leukozyturie und Hefezellen

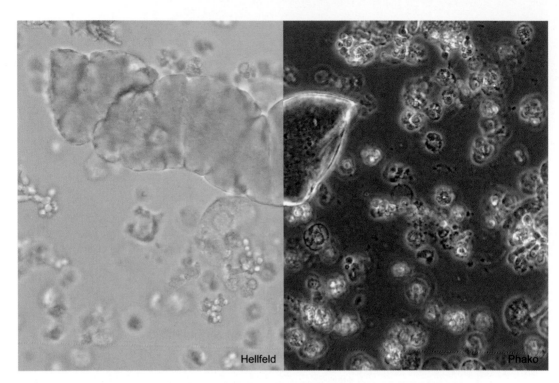

Hellfeld

Phako

eumEc:	0-1	/Gsfd	Plepi:	0-1	/Gsfd
dysEc:		/Gsfd	Bakt:	(+)-+	/Gsfd
Lc:	15-50	/Gsfd	Hefezel:	+	/Gsfd
Übergangsepi:	0-1	/Gsfd	WachsZyl:	1	/aGsfd

◻ **Abb. 11.72** Wachszylinder, Leukozyturie und Hefezellen

11.3.31   Zystinurie und eumorphe Hämaturie

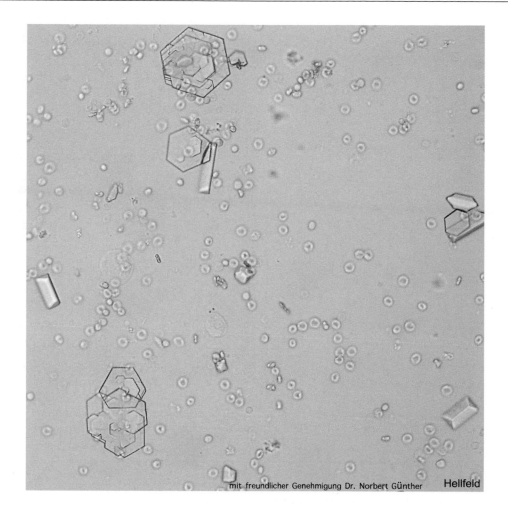

mit freundlicher Genehmigung Dr. Norbert Günther   Hellfeld

eumEc:	>50	/Gsfd	Plepi:	0-1	/Gsfd
dysEc:		/Gsfd	Bakt:	+	/Gsfd
Lc:	1-4	/Gsfd	Zystin:	+	/Gsfd
Übergangsepi:	1-4	/Gsfd	Tripelphos:	+	/Gsfd

◘ **Abb. 11.73** Zystinurie und eumorphe Hämaturie mit Tripelphosphaten

11.3.32 Tyrosin und Leukozyturie

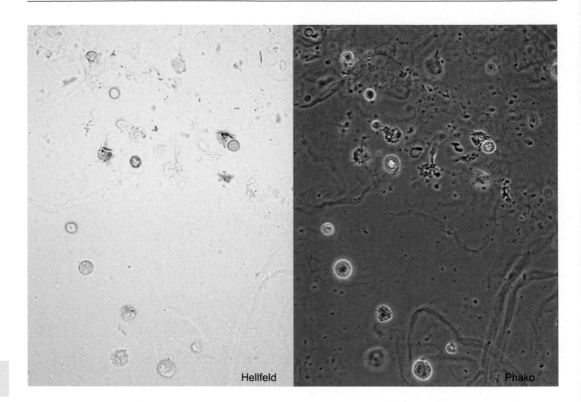

eumEc:	1-4	/Gsfd	Plepi:	0-1	/Gsfd
dysEc:	-	/Gsfd	Bakt:	+	/Gsfd
Lc:	5-15	/Gsfd	Tyrosin:	+	/Gsfd

◻ **Abb. 11.74** Tyrosin und Leukozyturie und eumorpher Hämaturie

Hämaturie –
laboranalytische Abklärung

© Springer-Verlag GmbH Deutschland, ein Teil von Springer Nature 2019
J. Neuendorf, *Das Urinsediment*
https://doi.org/10.1007/978-3-662-57935-0_12

Ob vermehrt Erythrozyten im Urin ausgeschieden werden, ist eine der wichtigsten Fragen in der Urindiagnostik.

Zahlreiche Erkrankungen können eine Hämaturie verursachen. Es ist von enormer diagnostischer Bedeutung mittels mikroskopischer Urinsedimentanalyse eine im Urinteststreifen angezeigte Hämaturie zu bestätigen – und zugleich anhand der Erythrozyten-Morphologie eine renale von einer postrenalen Hämaturie zu differenzieren.

Leider ergeben sich bei dieser Analytik häufig Schwierigkeiten: Oft bestehen Diskrepanzen zwischen der Auswertung des Urinteststreifens und der mikroskopischen Urinsedimentanalyse. In einer umfangreichen tabellarischen Übersicht werden diese Probleme dargestellt, erklärt und Hilfestellungen für eine Fehlerbeseitigung angeboten.

12

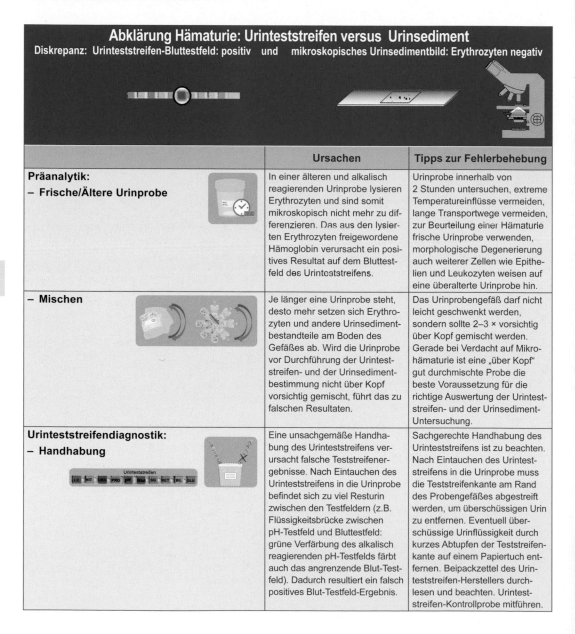

Abklärung Hämaturie: Urinteststreifen versus Urinsediment
Diskrepanz: Urinteststreifen-Bluttestfeld: positiv   und   mikroskopisches Urinsedimentbild: Erythrozyten negativ

		Ursachen	Tipps zur Fehlerbehebung
Präanalytik: **– Frische/Ältere Urinprobe**		In einer älteren und alkalisch reagierenden Urinprobe lysieren Erythrozyten und sind somit mikroskopisch nicht mehr zu differenzieren. Das aus den lysierten Erythrozyten freigewordene Hämoglobin verursacht ein positives Resultat auf dem Bluttestfeld des Urinteststreifens.	Urinprobe innerhalb von 2 Stunden untersuchen, extreme Temperatureinflüsse vermeiden, lange Transportwege vermeiden, zur Beurteilung einer Hämaturie frische Urinprobe verwenden, morphologische Degenerierung auch weiterer Zellen wie Epithelien und Leukozyten weisen auf eine überalterte Urinprobe hin.
– Mischen		Je länger eine Urinprobe steht, desto mehr setzen sich Erythrozyten und andere Urinsedimentbestandteile am Boden des Gefäßes ab. Wird die Urinprobe vor Durchführung der Urinteststreifen- und der Urinsedimentbestimmung nicht über Kopf vorsichtig gemischt, führt das zu falschen Resultaten.	Das Urinprobengefäß darf nicht leicht geschwenkt werden, sondern sollte 2–3 × vorsichtig über Kopf gemischt werden. Gerade bei Verdacht auf Mikrohämaturie ist eine „über Kopf" gut durchmischte Probe die beste Voraussetzung für die richtige Auswertung der Urinteststreifen- und der Urinsediment-Untersuchung.
Urinteststreifendiagnostik: **– Handhabung**		Eine unsachgemäße Handhabung des Urinteststreifens verursacht falsche Teststreifenergebnisse. Nach Eintauchen des Urinteststreifens in die Urinprobe befindet sich zu viel Resturin zwischen den Testfeldern (z.B. Flüssigkeitsbrücke zwischen pH-Testfeld und Bluttestfeld: grüne Verfärbung des alkalisch reagierenden pH-Testfelds färbt auch das angrenzende Blut-Testfeld). Dadurch resultiert ein falsch positives Blut-Testfeld-Ergebnis.	Sachgerechte Handhabung des Urinteststreifens ist zu beachten. Nach Eintauchen des Urinteststreifens in die Urinprobe muss die Teststreifenkante am Rand des Probengefäßes abgestreift werden, um überschüssigen Urin zu entfernen. Eventuell überschüssige Urinflüssigkeit durch kurzes Abtupfen der Teststreifenkante auf einem Papiertuch entfernen. Beipackzettel des Urinteststreifen-Herstellers durchlesen und beachten. Urinteststreifen-Kontrollprobe mitführen.

Abklärung Hämaturie: Uriteststreifen versus Urinsediment
Diskrepanz: Urinteststreifen-Bluttestfeld: positiv und mikroskopisches Urinsedimentbild: Erythrozyten negativ

	Ursachen	Tipps zur Fehlerbehebung
– Urin pH-Wert > 7 und Spez. Gewicht < 1,010	Bei einem Urin pH-Wert > 7 und einem spezifisches Gewicht < 1,010 bilden sich überwiegend Erythrozytenschatten, die schnell lysieren können. Im nicht kontrastierten mikroskopische Hellfeld-Bild können Erythrozytenschatten leicht übersehen werden.	Urinprobe schnell verarbeiten. Mittels Phasenkontrast-Technik können die Erythrozytenschatten besser erkannt werden als im Hellfeld-Mikroskop. Wenn nicht mittels Phasenkontrast-Technik mikroskopiert werden kann, sollte zum besseren Erkennen der Erythrozytenschatten im Hellfeld das mikroskopische Bild mittels Schließen (2/3) der Aperturblende am Kondensor kontrastiert werden.
– POD-positive Bakterien	Das vermehrte Vorkommen von POD-positiven Bakterien wie z.B. E.coli, Proteus, Klebsiellen kann falsch positive Reaktionen auf dem Blut-Testfeld verursachen.	Bei der mikroskopischen Sediment-Untersuchung auf die Bakterienmenge achten. U.a. gramnegative Stäbchenbakterien wie z.B. E. coli, Proteus, und Klebsiellen gehören zu den häufig vorkommenden Harnwegserregern.
– Hämoglobinurie **– Myoglobinurie**	Das Blut-Testfeld auf dem Urinteststreifen reagiert positiv bei einer Erythrozyturie (Hämaturie), aber auch bei einer Hämoglobinurie und Myoglobinurie.	Abklärung Hämoglobinurie → erniedrigter Haptoglobin-Wert im Serum. Abklärung Myoglobinurie → erhöhter Creatinkinase-Wert im Serum.
– Haltbarkeitsdatum	Wenn das Haltbarkeitsdatum der Urinteststreifen überschritten ist, kann es zu falsch positiven Reaktionen im Bluttestfeld und weiteren Teststreifenfeldern kommen.	Das Haltbarkeitsdatum auf dem Urinteststreifenbehälter prüfen. Die Farben der einzelnen Teststreifenfelder können sich verändern, wenn das Haltbarkeitsdatum überschritten ist. Urinteststreifen mit gültigem Haltbarkeitsdatum verwenden.
– Aufbewahrung	Urinteststreifenbehälter wird nach Entnahme eines Teststreifens nicht mit dem Deckel verschlossen. Luftfeuchtigkeit und Sonneneinstrahlung mindern dann die Urinteststreifenqualität erheblich und führen zu falschen Resultaten.	Neue Urinteststreifenpackung mit gültigem Haltbarkeitsdatum öffnen, Test wiederholen sowie Kontrollurinprobe messen. Für den sofortigen Gebrauch stets die entsprechende Anzahl an Teststreifen entnehmen und Behälter sofort wieder fest verschließen. Das in dem Urinteststreifenbehälter befindliche Trockenmittel nicht verwerfen.

Abklärung Hämaturie: Uringteststreifen versus Urinsediment
Diskrepanz: Urinteststreifen-Bluttestfeld: positiv und   mikroskopisches Urinsedimentbild: Erythrozyten negativ

		Ursachen	Tipps zur Fehlerbehebung
– Reaktionszeit		Bei visueller Ablesung der einzelnen Teststreifen-Reaktionszonen werden die unterschiedlichen Ablesezeitpunkte der einzelnen Testfelder nicht berücksichtigt. Unspezifische Farbreaktionen können auftreten, wenn der Ablesezeitpunkt des Bluttestfeldes überschritten wird.	Angaben zur Ablesezeit im Beipackzettel oder auf Urinteststreifenbehälter beachten. Zuverlässige Einhaltung der Ablesezeitpunkte erreicht man durch Benutzung von Urinteststreifenablesegeräten.
Zentrifugation: – Umdrehungszahl pro Minute		Die Urinprobe wird zu hochtourig (→ Zelllyse) oder niedertourig (→ keine optimale Ansammlung der Urinbestandteile im Sediment) zentrifugiert.	Überprüfung der Umdrehungszahl pro Minute an der Zentrifuge z.B. mittels Zentrifugen-Nomogramm. Die Urinprobe muss bei rcf von 400g (Relative Zentrifugalbeschleunigung) zentrifugiert werden (European Urinalysis Guidelines 2000). Der Radius der Zentrifuge wird benötigt, um die richtige Umdrehungszahl ermitteln und einstellen zu können.(Siehe Kapitel 5.4)
Urinsediment-Herstellung: – Dekantieren		Nach Zentrifugation wird das Sedimentröhrchen falsch dekantiert. Verbleibt zu viel Resturin über dem Sediment, wird beim Resuspendieren das Sediment zu sehr verdünnt. Oder die zentrifugierte Urinprobe wird zweimal dekantiert und enthält nun kein Sediment mehr. Somit ist gerade der Nachweis einer Mikrohämaturie nicht mehr möglich.	Nach Zentrifugation Urinröhrchen zum Dekantieren senkrecht halten und mit einem Schwung ausgießen – bis 3 zählen – Röhrchen wieder aufrichten. Alternativ kann der Überstand auch abgesaugt werden.
– Resuspendieren		Erythrozyten und weitere Urinsedimentbestandteile können semiquantitativ nicht korrekt ermittelt werden, wenn vor Anfertigung des Nativpräparates das Sediment nicht vorsichtig aufgemischt bzw. resuspendiert wird. Erythrozyten setzen sich im unteren Teil des Sedimentröhrchens ab.	Urinsediment zum Resuspendieren vorsichtig schwenken. Zum Mischen des Urinsediments darf kein automatischer Röhrchenmischer benutzt werden. Das Urinsediment darf zum Mischen nicht mithilfe einer Kolbenhubpipette oder Tropfpipette mehrmals aufgezogen werden, weil sonst die empfindlichen Urinbestandteile zerstört werden könnten.

Abklärung Hämaturie: Uriteststreifen versus Urinsediment

Diskrepanz: Urinteststreifen-Bluttestfeld: positiv und mikroskopisches Urinsedimentbild: Erythrozyten negativ

	Ursachen	Tipps zur Fehlerbehebung
– Nativ-präparat	Staubpartikel und Pollen bilden Artefakte, die das mikroskopische Bild stark beeinträchtigen können. Verschmutzte Objektträger/Deckgläschen können die Ursache für zelluläre morphologische Veränderungen und Zelllyse sein. Materialien zur Horstollung des Nativpräparats wurden offen aufbewahrt.	Objektträger, Deckgläschen und Tropfpipetten verschlossen aufbewahren. Auf das Verfallsdatum der Glasartikel (Objektträger und Deckgläschen) achten!
Mikroskop: – Hellfeld- und Phasenkontrast-Technik	Hellfeld-Technik: Das mikroskopisches Bild ist zu hell und kontrastarm. Kontrastarme Erythrozytenschatten können leicht übersehen werden.	Hellfeld-Mikroskopie: gut abblenden (Aperturblendenhebel am Kondensor bedienen). Mittels Phasenkontrast-Technik werden Blutschatten sowie kontrastarme und farblose Urinsedimentbestandteile erkannt.
– Mikroskopische Ebene	Es wird in der falschen mikroskopischen Ebene mikroskopiert. Gerade bei einer geringen Zelldichte (Mikrohämaturie) ist es schwierig, die richtige mikroskopische Ebene einzustellen bzw. nicht zu verlieren.	Zur richtigen Einstellung der mikroskopischen Ebene im Nativpräparat wird mit dem 10er- oder 40er- Objektiv der Rand des Deckgläschens scharf gestellt. Die Phasenkontrast-Technik erleichtert die Einstellung der mikroskopischen Ebene wesentlich. Je sauberer Objektträger und Deckgläschen sind, desto leichter ist es, in der richtigen Ebene zu mikroskopieren.

12

Diskrepanz: Urinteststreifen-Bluttestfeld: negativ   und   mikroskopisches Urinsedimentbild: Erythrozyten positiv

	Ursachen	Tipps zur Fehlerbehebung
Nativpräparat: – **zu geringe Probenmenge**	Das Nativpräparat wurde falsch angefertigt. Es wird eine zu geringe Urinsedimentprobe verwendet. Kleine Luftbläschen täuschen eumorphe Erythrozyten vor!	Neues Nativpräparat mit etwas mehr Urinsedimentprobe anfertigen! Man benötigt ca. 20 µl Urinsedimentprobe für ein Deckgläschen mit den Maßen 18 x 18 mm.
– **„Luft gezogen"**	Das Nativpräparat wird zu lange liegen gelassen und beginnt auszutrocknen. Somit hat das Nativpräparat „Luft gezogen". Kleine Luftbläschen können eumorphe Erythrozyten vortäuschen!	Neues Nativpräparat herstellen und sofort die mikroskopische Auswertung vornehmen.
Urinteststreifen-diagnostik: – **Vitamin C**	Vermehrte Ausscheidung von Vitamin C (Ascorbinsäure) im Urin beeinflusst das Blut- und das Glucose-Testfeld und kann falsch negative Befunde verursachen.	Ascorbinsäure-Testfeld auf dem Urinteststreifen beachten.
Mikroskop: – **Mikroskopische Ebene**	Falsche mikroskopische Ebene eingestellt.	Mit 10-er oder 40-er Objektiv den Rand des Deckgläschens scharf stellen, um wieder in der richtigen Ebene zu mikroskopieren. Z.B. können Pollen und kleine Fettpartikel am Deckgläschen eumorphe Erythrozyten vortäuschen.
Mikroskopische Auswertung: – **Verwechslung mit Hefezellen**	Verwechslung eumorpher Erythrozyten mit Hefezellen.	Eumorphe Erythrozyten und Hefezellen können morphologisch sehr ähnlich aussehen. Deshalb auf die Lagerung der Zellen achten: Hefezellen können in Haufen liegen, Ketten bilden und/oder typischerweise die „Mutter-Kind-Stellung" entwickeln. Teilweise kann auch der Zellkern einer Hefezelle differenziert werden. Die Phasenkontrast-Technik erleichtert die morphologische Unterscheidung der Hefezellen von eumorphen Erythrozyten.
– **Verwechslung mit Chlamydosporen**	Verwechslung eumorpher Erythrozyten (Erythrozytenschatten) mit Chlamydosporen.	Erythrozytenschatten und Chlamydosporen sehen sich sehr ähnlich und sind nur schwer voneinander zu unterscheiden. Chlamydosporen kommen immer gemeinsam mit Pilzfäden vor.

Diskrepanz: Urinteststreifen-Bluttestfeld: negativ und mikroskopisches Urinsedimentbild: Erythrozyten positiv

		Ursachen	Tipps zur Fehlerbehebung
– Verwechslung mit Fetttröpfchen		Verwechslung eumorpher Erythrozyten mit Fetttröpfchen.	Gut die Mikrometerschraube bedienen! Starkes Brillieren von runden Bestandteilen ist typisch für Fettpartikel. Fett kann als Artefakt (Salben oder Zäpfchen) mit in die Urinprobe gelangen oder z.B. beim Nephrotischen Syndrom (in Form von Fettkörnchenzellen, Lipidzylindern, extrazellulären (einzeln oder in Haufen gelegenen) Fetttröpfchen) vorkommen.
– Verwechslung mit rund/ovalen Calcium-oxalaten		Verwechslung eumorpher Erythrozyten mit rund-ovalen Calciumoxalaten.	Feintrieb der Mikrometerschraube ständig bedienen: Kristalle leuchten im Gegensatz zu Erythrozyten stark auf. Kristalle zeigen einen starken Größenunterschied im Gegensatz zu eumorphen Erythrozyten. Schon durch den Verzehr von z.B. Tomatensuppe und Rhabarber können Calciumoxalate in geringen Mengen im Urin ausgeschieden werden.
– Verwechslung mit Luftbläschen		Verwechslung eumorpher Erythrozyten mit Luftblasen.	Im Gegensatz zu eumorphen Erythrozyten unterscheiden sich Luftblasen sehr stark in ihrer Größe.

Teil 4

Urinsediment-Quiz

© Springer-Verlag GmbH Deutschland, ein Teil von Springer Nature 2019
J. Neuendorf, *Das Urinsediment*
https://doi.org/10.1007/978-3-662-57935-0_13

13.1   Quiz: Sammelbild der Urinsedimentbestandteile (◘ Abb. 13.1)

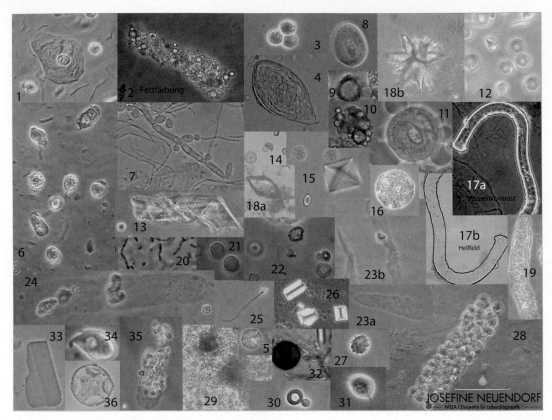

◘ **Abb. 13.1** Quiz: Sammelbild der Urinsedimentbestandteile

13

13.1.1 Auflösung: Zuordnung der Urinsedimentbestandteile (■ Abb. 13.2)

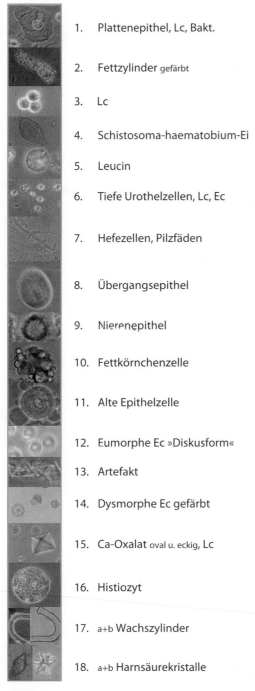

1. Plattenepithel, Lc, Bakt.

2. Fettzylinder gefärbt

3. Lc

4. Schistosoma-haematobium-Ei

5. Leucin

6. Tiefe Urothelzellen, Lc, Ec

7. Hefezellen, Pilzfäden

8. Übergangsepithel

9. Nierenepithel

10. Fettkörnchenzelle

11. Alte Epithelzelle

12. Eumorphe Ec »Diskusform«

13. Artefakt

14. Dysmorphe Ec gefärbt

15. Ca-Oxalat oval u. eckig, Lc

16. Histiozyt

17. a+b Wachszylinder

18. a+b Harnsäurekristalle

19. Granulierter Zylinder

20. Bakterien

21. Eumorphe Ec »Ec-Schatten«

22. Dysmorphe Ec

23. a) Hyaliner Zylinder b) Schleimfäden

24. Epithelzylinder

25. Spermium

26. Tripelphosphate

27. Eumorpher Ec »Stechapfel«

28. Lc-Zylinder

29. Urate

30. Akanthozyt

31. Trichomonade

32. Ammoniumurat, Calciumphosphat

33. Cholesterin

34. Übergangsepithel geschwänzt

35. Erythrozytenzylinder

36. Pollen

■ **Abb. 13.2** Zuordnung aller Urinsedimentbestandteile

13.1.2 Übungsblatt zum Ausfüllen (◘ Abb. 13.3)

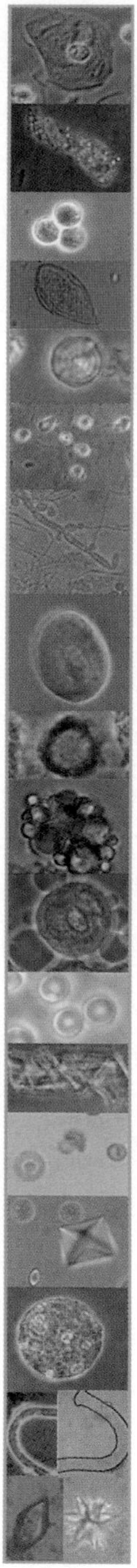

1. _____

2. _____

3. _____

4. _____

5. _____

6. _____

7. _____

8. _____

9. _____

10. _____

11. _____

12. _____

13. _____

14. _____

15. _____

16. _____

17. _____

18. _____

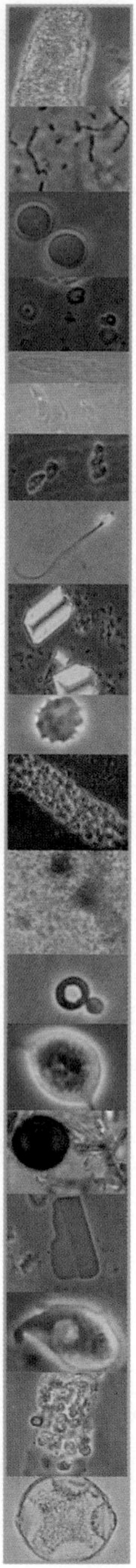

19. _____

20. _____

21. _____

22. _____

23. _____

24. _____

25. _____

26. _____

27. _____

28. _____

29. _____

30. _____

31. _____

32. _____

33. _____

34. _____

35. _____

36. _____

◘ **Abb. 13.3** Übungsblatt zum Ausfüllen

13.2   Was ist was: Bakteriurie und/oder Kristallurie? (◘ Abb. 13.4)

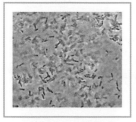

Was ist was?

Ordnen Sie zu!

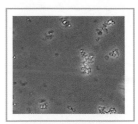

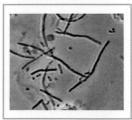

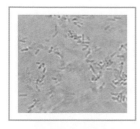

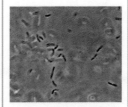

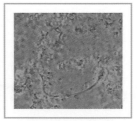

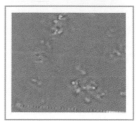

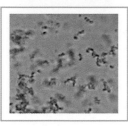

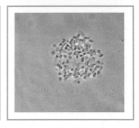

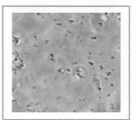

◘ **Abb. 13.4** Was ist was: Bakteriurie und/oder Kristallurie?

13.2.1   Auflösung (▢ Abb. 13.5)

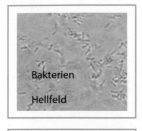
Bakterien

Hellfeld

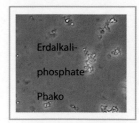
Erdalkali-phosphate

Phako

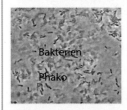
Bakterien

Phako

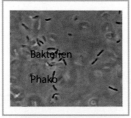
Bakterien

Phako

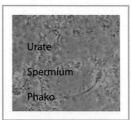
Urate

Spermium

Phako

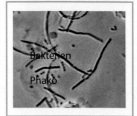
Bakterien

Phako

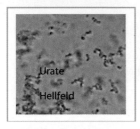
Urate

Hellfeld

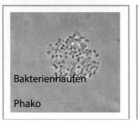
Bakterienhaufen

Phako

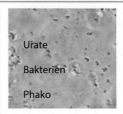
Urate

Bakterien

Phako

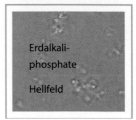
Erdalkali-phosphate

Hellfeld

▢ **Abb. 13.5** Auflösung: Bakteriurie und/oder Kristallurie?

13

13.3 Was ist was: Hämaturie? (■ Abb. 13.6)

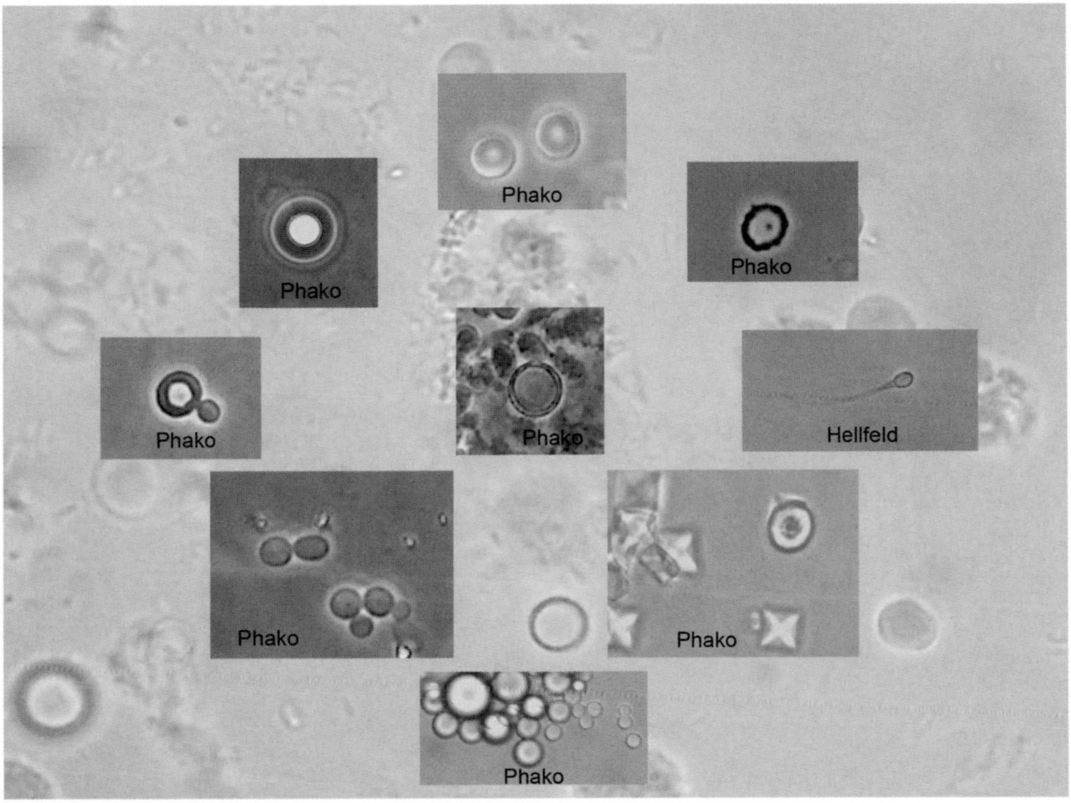

■ **Abb. 13.6** Was ist was: Hämaturie?

13.3.1   Auflösung (■ Abb. 13.7)

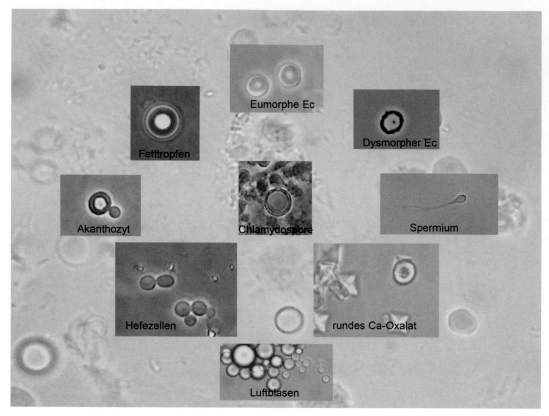

■ **Abb. 13.7** Auflösung: Was ist was: Hämaturie?

13

13.4 Was ist was? (◼ Abb. 13.8)

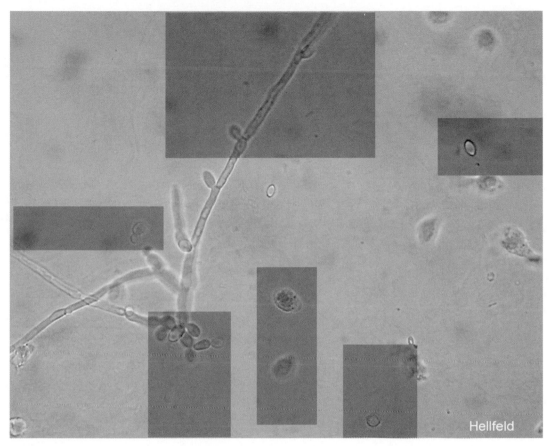

◼ Abb. 13.8 Was ist was?

13.4.1　Auflösung (■ Abb. 13.9)

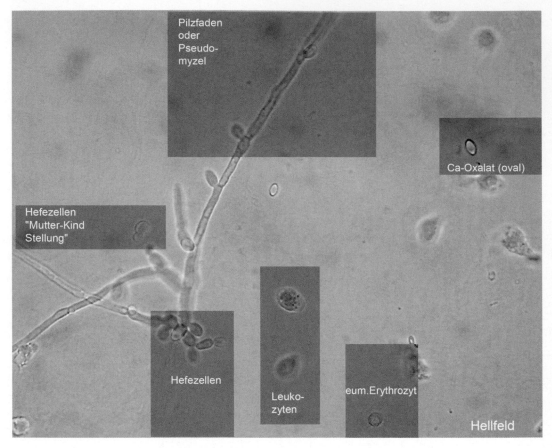

Pilzfaden oder Pseudo-myzel

Ca-Oxalat (oval)

Hefezellen "Mutter-Kind Stellung"

Hefezellen

Leuko-zyten

eum.Erythrozyt

Hellfeld

■ **Abb. 13.9**　Auflösung: Hefezelle, Pilzfaden, Ca-Oxalat, eumorpher Erythrozyt, Leukozyt

13.5 Was ist was? (◪ Abb. 13.10)

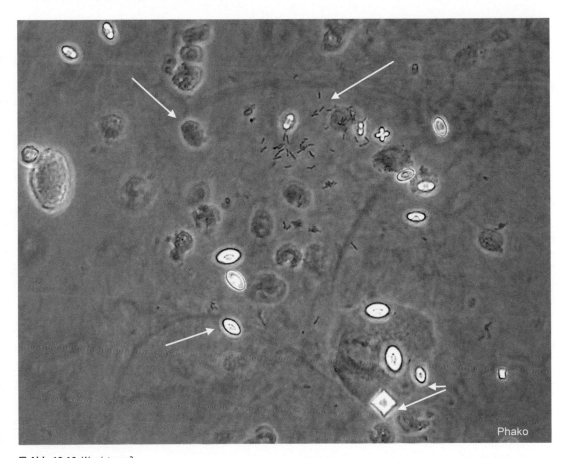

◪ **Abb. 13.10** Was ist was?

13.5.1   Auflösung (◘ Abb. 13.11)

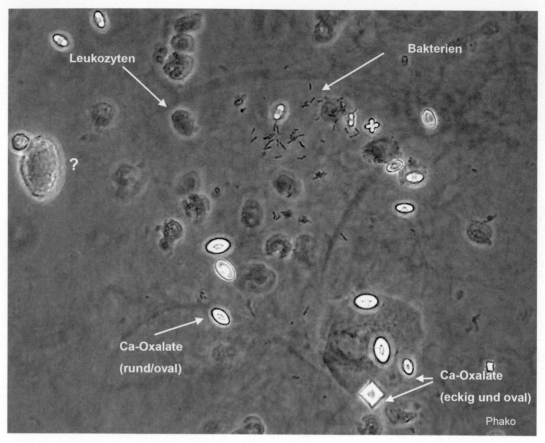

◘ **Abb. 13.11** Auflösung: Leukozyt, Bakterien, Ca-Oxalate

13.6 Was ist was? (◘ Abb. 13.12)

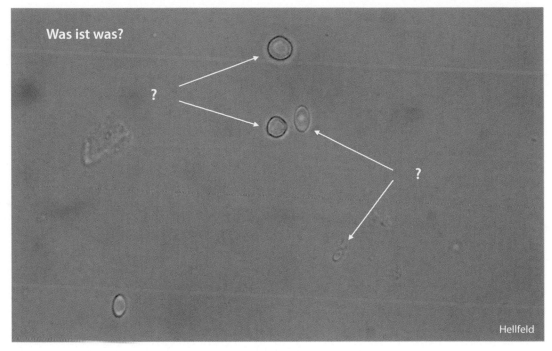

◘ Abb. 13.12 Was ist was?

13.6.1   Auflösung (◘ Abb. 13.13)

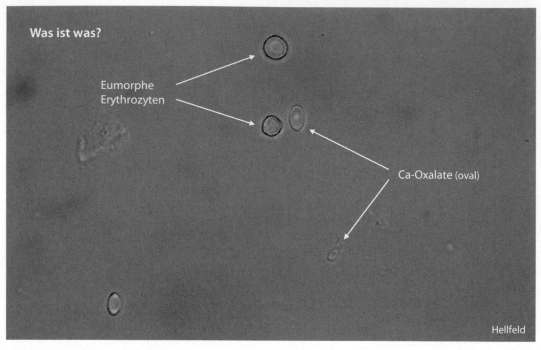

Was ist was?

Eumorphe
Erythrozyten

Ca-Oxalate (oval)

Hellfeld

◘ **Abb. 13.13** Auflösung: eumorphe Erythrozyten, Ca-Oxalate

13.7 Richtige mikroskopische Ebene?

13.7.1 Auflösung (◘ Abb. 13.14; ◘ Abb. 13.15)

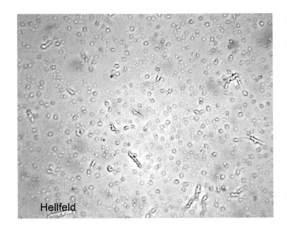

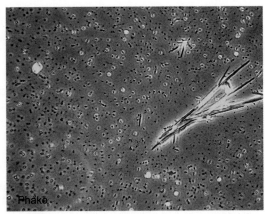

Falsche Ebene!

Objektträger lag auf einem frisch desinfizierten Arbeitstisch.

◘ **Abb. 13.14** Falsche Ebene

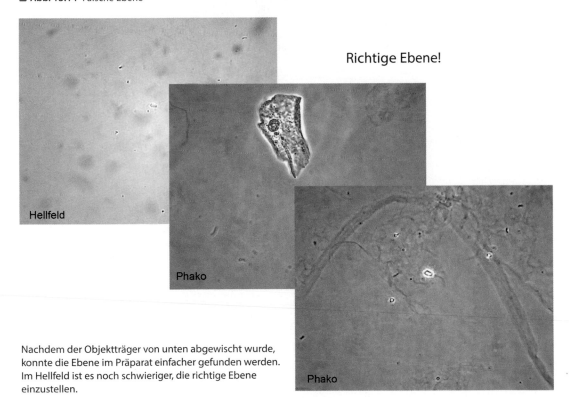

Richtige Ebene!

Nachdem der Objektträger von unten abgewischt wurde, konnte die Ebene im Präparat einfacher gefunden werden. Im Hellfeld ist es noch schwieriger, die richtige Ebene einzustellen.

◘ **Abb. 13.15** Richtige Ebene

13.8   Quiz: Schematische Urinsedimentbilder

13.8.1   Zelluläre Bestandteile etc. (◘ Abb. 13.16)

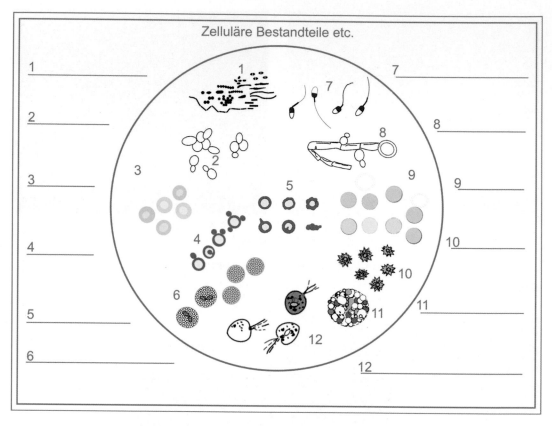

◘ **Abb. 13.16** Zelluläre Bestandteile etc.

13.8.2 Epithelien (◧ Abb. 13.17)

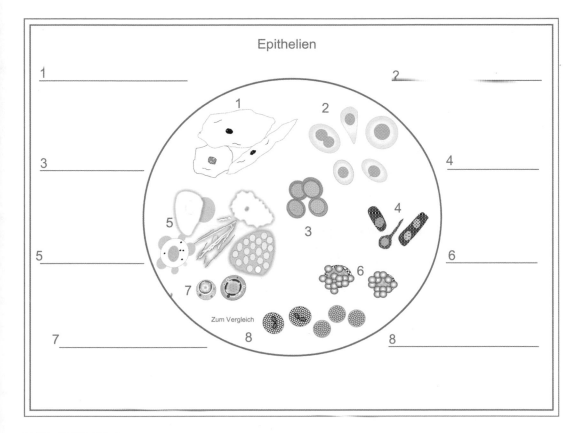

◧ **Abb. 13.17** Epithelien

13.8.3   Zylinder (■ Abb. 13.18)

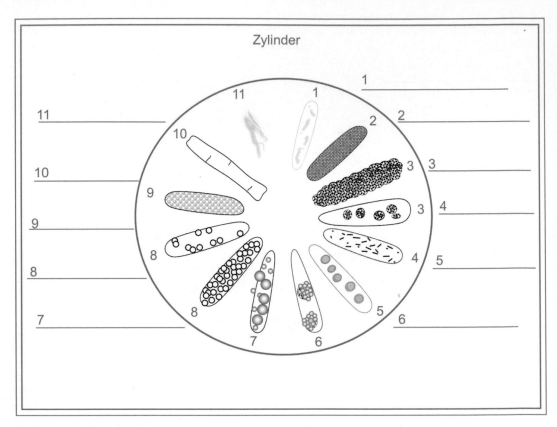

■ **Abb. 13.18** Zylinder

13

13.8.4 Kristalle (◻ Abb. 13.19)

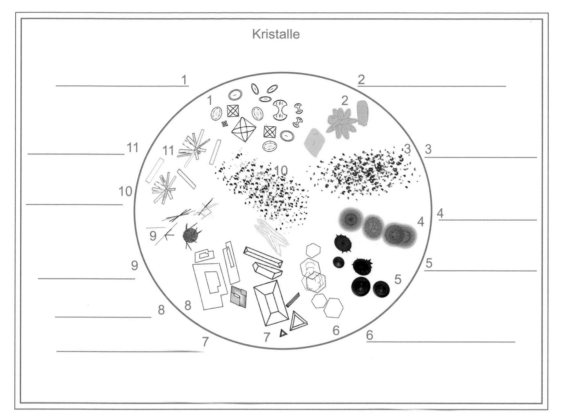

◻ **Abb. 13.19** Kristalle

Quellen

Hesse A (2009) Seltene Harnsteinerkrankungen. URO-NEWS
    10:41–46

Kova® Reagenz Hycor Biomedical GmbH. Beipackzettel

Linkenheld C (2011) Sehfeldzahl. Auszug teilweise aus http://
    www.mikroskopie.de/kurse/glossar/defs/sehfeld.htm.
    Zugegriffen: 23. Januar 2015

Rick W (1990) Klinische Chemie und Mikroskopie. Springer,
    Berlin

Zeiss C (1997) Mikroskopieren von Anfang an! Was heißt
    Köhlern? http://www.meditec.zeiss.de/C1256B5E-
    00496AB1/Contents-Frame/2BEEE02E723F-
    BA45C1257346003FB23C?opendocument. Zugegriffen:
    23. Januar 2015

Zimmermann-Spinnler M (1991) Urinlabor. Medical Laboratory
    Consulting, CH-Liestal

European Confederation of Laboratory Medicine (2000) Euro-
    pean urinalysis guidelines. Scand J Clin Lab Invest 60
    (Suppl 231): 1–96

Rathert P. et al. (2018, 5.A.) Urinzytologie und Sedimentanalyse.
    Springer, Berlin

Thiel G. et al. (1986) Glomeruläre Erythrozyten im Urin: Erkennung
    und Bedeutung. Schweiz med Wschr 116: 790–797

14